医药行业职业道德与就业指导

主编　梁秀莲

U0248481

中国医药科技出版社

内容提要

本书是天津生物工程职业技术学院组织编写的医药高等职业教育创新示范教材之一。作为一本行业指导类教材，对医药行业职业道德与就业指导做了详细的介绍。主要内容包括：主要介绍了医药行业、企业职业道德规范和就业指导等内容。具体包括医药行业企业认知；职业道德概述、医药行业职业道德规范、修养；高职学生职业生涯规划的相关理论和知识；高职学生就业择业观念分析、角色转变、求职准备、就业中面临的法律法规知识四个部分。通过学习本教材，使大学生对医药行业职业道德与就业指导有一个全面的了解。

图书在版编目（CIP）数据

医药行业职业道德与就业指导/梁秀莲主编. —北京：中国医药科技出版社，2012.9

医药高等职业教育创新示范教材

ISBN 978－7－5067－5612－9

Ⅰ.①医… Ⅱ.①梁… Ⅲ.①医药卫生人员－职业道德－高等职业教育－教材 ②医药卫生人员－职业选择－高等职业教育－教材 Ⅳ.①R192

中国版本图书馆 CIP 数据核字（2012）第 184166 号

美术编辑 陈君杞
版式设计 郭小平

出版 中国医药科技出版社
地址 北京市海淀区文慧园北路甲 22 号
邮编 100082
电话 发行：010－62227427 邮购：010－62236938
网址 www.cmstp.com
规格 710×1020mm ¹⁄₁₆
印张 13 ¾
字数 182 千字
版次 2012 年 9 月第 1 版
印次 2020 年 8 月第 4 次印刷
印刷 三河市腾飞印务有限公司
经销 全国各地新华书店
书号 ISBN 978－7－5067－5612－9
定价 **29.00 元**

丛书编委会

刘晓松（天津生物工程职业技术学院　院长）

麻树文（天津生物工程职业技术学院　党委书记）

李榆梅（天津生物工程职业技术学院　副院长）

黄宇平（天津生物工程职业技术学院　教务处处长）

齐铁栓（天津市医药集团有限公司　人力资源部部长）

闫凤英（天津华立达生物工程有限公司　总经理）

闵　丽（天津瑞澄大药房连锁有限公司　总经理）

王蜀津（天津中新药业集团股份有限公司隆顺榕制药厂

　　　　人力资源部副部长）

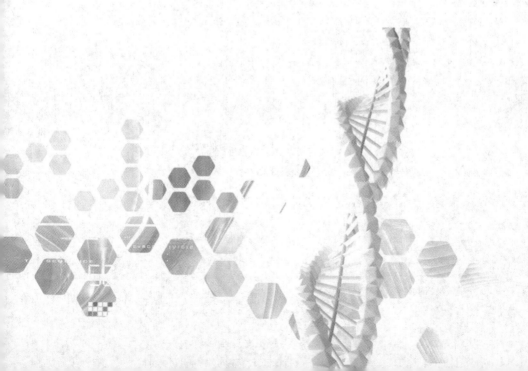

本书编委会

主　编　梁秀莲

副主编　孟祥欣

编　者　王新萍（天津生物工程职业技术学院）

　　　　王蜀津（天津中新药业集团股份有限公司隆顺格制药厂）

　　　　王　静（天津生物工程职业技术学院）

　　　　李　鹏（天津生物工程职业技术学院）

　　　　周　娟（天津敬一堂集团控股有限公司）

　　　　孟祥欣（天津生物工程职业技术学院）

　　　　梁秀莲（天津生物工程职业技术学院）

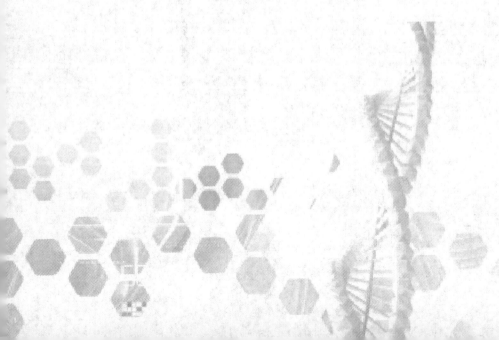

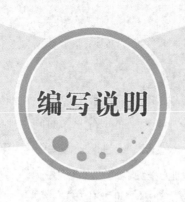

编写说明

为使学生入学后即能了解所学专业，热爱所学专业，在新生入学后进行专业入门教育十分必要。多年的教学实践证明，职业院校更需要强化对学生的职业素养教育，使学生熟悉医药行业基本要求，具备专业基本素质，毕业后即与就业岗位零距离对接，成为合格的医药行业准职业人。为此我们组织编写了"医药高等职业教育创新示范教材"。

本套校本教材共计16本，分为3类。专业入门教育类11本，行业公共基础类3本，行业指导类2本。专业入门教育类教材包括《化学制药技术专业入门手册》、《药物制剂技术专业入门手册》、《药品质量检测技术专业入门手册》、《化工设备维修技术专业入门手册》、《中药制药技术专业入门手册》、《中药专业入门手册》、《现代中药技术专业入门手册》、《药品经营与管理专业入门手册》、《医药物流管理专业入门手册》、《生物制药技术专业入门手册》和《生物实验技术专业入门手册》，以上11门教材分别由专业带头人主编。

行业公共基础类教材包括《医药行业法律与法规》、《医药行业卫生学基础》和《医药行业安全规范》，分别由实训中心主任和系主任主编。

行业指导类教材包括《医药行业职业道德与就业指导》和《医药行业社会实践指导手册》，由长期承担学生职业道德指导和社会实践指导的系书记和学生处主任主编。

在本套教材编写过程中，我院组织作者深入与本专业对口的医药行业重点企业进行调研，熟悉调研企业的重点岗位及工作任务，深入了解各专业所覆盖工作岗位的全部生产过程，分析岗位（群）职业要求，总结履行岗位职责应具备的综合能力。因此，本套校本教材体现了教学过程的实践性、开放性和职业性。

本套教材突出以能力为本位，以学生为主体，强调"教、学、做"一体，体现了职业教育面向社会、面向行业、面向企业的办学思想。对深化医药类职业院校教育教学改革，促进职业教育教学与生产实践、技术推广紧密结合，加强学生职业技能的培养，加快为医药行业培养更多、更优秀的高端技能型专门人才可起到了推动作用。

本套教材适用于医药类高职高专教育院校和医药行业职工培训使用。

由于作者水平有限，书中难免有不妥之处，敬请读者批评指正。

天津生物工程职业技术学院
2012年6月

目 录
Contents

▶ ▶ ▶ ▶ ▶

项目一　医药行业职业道德

模块四　医药职业道德修养　/ 066

项目二　医药行业职业生涯规划

模块一　职业生涯概述　/ 080

模块二　职业生涯规划设计　/ 093

模块三　职业生涯的自我管理　/ 106

项目三 医药行业就业指导

项目一　医药行业职业道德

中国素以礼仪之邦、文明古国著称于世。中华民族是有悠久历史和优秀文化的伟大民族。讲道德是中华民族的传统美德。在我国历史上，"爱人者人恒爱之，敬人者人恒敬之"、"先天下之忧而忧，后天下之乐而乐"及"仁义礼智信"的行为准则和道德标准，已代代相传、世世遵从，并体现在社会的各个层面、各行各业中。

人的一生，有很多事情，但最基本的有两件事：一是学做人，二是学做事，道德是做人的根本，职业道德是做事的基础。职业道德是人格的一面镜子，反映着人的整体道德素质。所以，提高人的职业道德既有利于人的思想素质的提升、人格的升华，更是整个社会繁荣发展、文明和谐的重要途径。

模块一　医药行业企业认知

刚刚迈进学校大门的你，是否真正了解我们将来的职业是什么？真正了解医药行业的发展？我们又将如何认知医药行业呢？同学们你们选择的医药行业是永远的朝阳行业，这是因为医药行业是关系人民生命健康的特殊行业，也是关系国计民生的重要行业。它对保护人民健康，提高综合国力具有重大意义。这也说明了同学们志存高远、决心为国家、为人民奋斗一生做出贡献。

本模块你将学习的内容：

☞ **学习目标**

    通过学习使学生充分了解医药行业的历史、地位、作用，激发学生对医药事业的热爱，有助学生职业理想长期性、稳定性的实现。

学习内容

- 了解医药行业在国家社会经济发展中的地位、作用。
- 天津医药行业历史回顾、现状分析，前景展望。
- 重点企业、知名药品介绍。

任务一 了解医药行业在国家社会经济发展中的地位、作用

    随着我国医药行业的快速发展，人们越来越关注医药行业，党中央高度重视人民群众生命健康和医药事业的发展，为适应医药事业改革发展的新形势，促进医药行业科学发展，保障人民群众用药安全合理方便，《国务院关于加快培育和发展战略性新兴产业的决定》把生物医药作为国家重点培育和发展的战略性新兴产业，医药行业将进入一个新的发展时期。

一、医药行业在市场地位上不断提升

    根据全球知名医疗咨询机构 IMS Health 的统计，2010 年全球药品市场规模达到了 8564 亿美元，同比增长 4.1%。这其中中国市场对全球药品市场增长贡献最大，2010 年达到 322 亿美元，位居全球第 5 位，同比增长 23%。受全球经济危机影响，截至 2011 年 10 月份，欧洲市场（最近 12 个月）停止增长，北美和日本市场分别增长 3% 和 6%，而中国市场同比增长 18%，规模达到了 383 亿美元。按照 IMS Health 新预测：2013 年中国市场将超越德国，全球排名第三。根据工信部近日发布的《医药工业"十二五"发展规划》，2010 年中国医药工业完成总产值 1.24 万亿元，2005～2010 年年均增长 23%，比"十五"提高 3.8 个百分点。工业增加值和利

润 CAGR 分别达到 15.4% 和 31.9%，效益增长快于产值增长。中国医药走出了领先全球的"中国速度"。

二、医药行业在市场需求上显著提升

巨大的人口基数、老龄化、城镇化率造就了对医药行业的需求。中国医药市场的快速增长，主要来自需求的持续爆发。内在驱动因素主要来自庞大的人口基数、人口结构老龄化和城镇化率的持续提高。中国拥有全球最多的人口，城镇人口数量将正式超过农村人口。中国的城镇化率仍处于全球较低水平，预计未来这一比例将继续提升，中国的老龄化步伐正加快，按联合国的标准，中国已经迈入老年型国家行列。2009 年，中国 60 岁以上人口占全部人口比例达到了 14.46%，而当年全球平均水平只有 8%。人的一生中，80% 的药品消费是在最后 20 年发生，发达国家经验表明，一半以上的药品被老龄人口所消费。中国社会老龄化趋势明显，医药行业的发展与需求显著提升。

三、医药行业在市场产品上逐步升级

从原料到制剂，从国产替代到进口，从进口到出口，中国医药行业逐步实现产业升级。2001 年到 2010 年，国家统计局公布的医药制造业（不含医疗器械）收入增长了 5 倍，年复合增长率为 22%。超额增长主要来自于 3 点。

（1）从原料药向制剂药升级。通过技术的进步，国内企业从此前的低端、低价的原料药生产为主，逐渐升级到高价高毛利的制剂药为主。同样是 2001 年到 2010 年，国内的化学制剂药、中药制剂和生物制品收入复合增速分别是 21.6%、20.7% 和 28.1%，高于或接近于医药行业整体增速；而化学原料药行业同期的增速只有 17.2%，行业收入整体规模也在 7 个子行业中由 2001 年的第一名下滑到第 3 名。

（2）仿制药对进口药品形成替代。国内制药企业经过多年的研发和开拓，当前已经能够生产全球绝大多数品种的制剂药，逐步抢占进口药品市场。国内药品终端市场最大的两个领域分别是抗感染和抗肿瘤领域。抗感染领域目前除了少数专利未到期的品种，大部分仿制药品种已是国产品牌为主；在门槛很高的抗肿瘤药物市场，国内厂商在第一大品种多西他赛和第二大品种紫杉醇上已占据领先地位。

（3）出口打开国际市场，未来增长空间大。从 2001 年中国加入 WTO 后，国内制药企业也开始开拓国际市场。截至 2011 年 11 月，国内医药行业的出口交货值达到了 956 亿元，同比增长达到了 16%，在全球经济放缓趋势下，其增速显得尤为突出。当前中国医药产业面临着大的发展机遇。中国政府已将医药产业提升到战略振兴产业层面，全力推动行业发展。《医药工业"十二五"发展规划》明确要求在"十二五"期间医药工业总产值年均增长 20%，工业增加值年均增长 16%，总产值增速较"十一五"稳中有降。同时该规划对于支持龙头企业做大做强提出了更加量化的指标，即到 2015 年销售收入超过 500 亿元的企业要达到 5 个以上，超过 100 亿元的企业达到 100 个以上，前 100 位企业的销售收入占全行业的 50% 以上。为达到这一目标，该规划提出鼓励优势企业实施兼并重组，支持企业进行上下游整合和同类产品企业强强联合，培育形成一批具有国际竞争力和对行业发展有较强带动作用的大型企业集团。这反映了政策制定者希望逐步引导行业由数量增长型向质量效益型转变的思路。

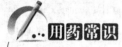用药常识

1. 什么是药品的通用名？

列入国家药品标准的药品名称为药品的通用名称。已经作为药品通用名称的，该名称不得作为药品商标或商品名使用。

2. 什么是药品的商品名？

药品的商品名是指经国家药品监督管理部门批准的特定企业使用的该药品专用的商品名称。

3. 怎样认识药品的商品名、通用名？

一种药品常有多个厂家生产，许多药品生产企业为了树立自己的品牌，往往给自己的药品注册独特的商品名以示区别，因此，同一药品可以有多个商品名，例如对乙酰氨基酚复方制剂的商品名就有百服咛、泰诺林、必理通等。患者在用药时，

不论商品名称是什么，都要认准通用名，即药品的法定名称，也就是国家标准规定的药品名称。依据《商标法》规定，通用名不能作为商标或商品名注册，因此通用名可以帮助识别药品，避免重复用药。《药品管理法》和《药品说明书和标签管理规定》（国家食品药品监督管理局局令第 24 号）规定，在药品包装上或药品说明书上应标有药品通用名。药品商品名称不得与通用名称同行书写，其字体和颜色不得比通用名称更突出和显著，其字体以单字面积计不得大于通用名称所用字体的二分之一。

4. 药物的慎用、忌用、禁用有什么区别

"慎用"是指该药可以谨慎使用，但必须密切观察病人用药情况，一旦出现不良反应立即停药。

"忌用"是指避免使用的意思，即最好不用。

"禁用"是指绝对禁止使用。某些病人如使用该药会发生严重的不良反应或中毒。

四、医药行业在市场发展上收益颇丰

在大的行业发展背景下，医药各个子行业领域不乏亮点和投资机遇。一批符合行业政策发展方向、拥有"品牌资源＋创新能力"的龙头企业有望继续扩大市场份额，成为行业发展的领头羊，并带给中长期投资者可观的复合收益率。

（1）医疗器械产业集中和升级是大势所趋。新医改下国家基层医疗建设给中低端产品带来需求，家用医械市场的兴起拉动便携电子产品发展。多元化战略诉求、激烈的行业竞争和资本力量成为行业整合的催化剂，中国本土医疗器械企业将通过兼并收购，推动行业走向集中。在综合化和专业化发展过程中，将涌现更多的细分市场龙头，并且催生未来的行业巨头。

（2）中成药行业品牌中药的消费化、现代中药的创新、饮片走产业整合过程伴随相应的投资机会。依托传统品牌的中成药具有消费属性，其定价和品牌拓展具备较大弹性，能够享受消费升级带来的发展机遇；以创新为依托，现代中药产品治疗效果更具备针对性，受到国家创新支持和严格的监管，未来发展将更规范；中药材及中药饮片行业的规范和标准建立，将加速行业整合，拥有技术和规模优势的企业将脱颖而出。

（3）化学制剂领域专科品牌药的创新之路不断延伸。人口结构老龄化和慢性疾病发病率上升，给药品带来了额外的需求空间，而医保覆盖和支付能力提升释放了对品牌药物的需求，企业研究实力增强和政策对创新的扶持将加速行业发展。

（4）生物制品行业是技术创新最为活跃的领域，政策鼓励以及资本支持给产业发展带来更多活力。在新医改费用控制的背景和预防为先的思路下，政府将更加侧重于重大疾病的诊断预防和治疗，加之按病种收费制度的推行，将极大带动疫苗、诊断试剂等的需求。

（5）医药商业并购整合如火如荼。《医药流通行业"十二五"规划》明确提出将在"十二五"期间形成 1～3 家年销售额过千亿的全国性大型医药商业集团、20 家年销售额过百亿的区域性药品流通企业。我国医药商业行业正在演绎着过去几十年美国和日本的行业整合路线，龙头企业正在通过并购整合迅速扩张，行业集中度将进一步提升。同时，医改给流通渠道带来更多增值服务空间，并将推动药品消费逐步从医院转移到零售终端。

（6）原料药行业关注中国企业国际话语权的提升和 OEM 定制机遇。原料药企业国际生产转移趋势确立，市场化定价给原料药提供了更为自由的竞争环境，战略明晰、执行力强的企业在不断升级中胜出。而中国特色原料药企业的产业升级路径日益清晰，从特色原料药出口→合同定制（从原料药到制剂）→合作开发→制剂出口→挑战专利/授权仿制药，在转型过程中紧紧抓住国内制剂业务。对于立志实现产业升级、并已提前投入的中国制药企业而言，全球仿制药市场，面临历史性的"蛋糕和机遇"。

站在中长期的角度衡量，中国医药行业发展前景光明，投资医药行业可获得长期稳定回报。从国内和国际的股票市场历史经验来看，医药行业的高成长性确实能够给投资者带来非常丰厚的回报。1989 年至 2011 年，美国标普 500 医药指数上涨 608%，是标普 500 指数上涨幅度 364% 的近两倍。1995 年至 2011 年，日本医药指数上涨 155%，远高于同期日经 225 指数近 60% 的跌幅。相信未来十年中国医药产业仍会处于快速发展阶段，同样有望给中国投资者带来丰厚的利润回报。

医药行业是我国国民经济的重要组成部分，是传统产业和现代产业相结合，一、二、三产业为一体的产业。其主要门类包括：化学原料药及制剂、中药材、中药饮片、中成药、抗生素、生物制品、生化药品、放射性药品、医疗器械、卫生材料、制药机械、药用包装材料及医药商业。医药行业对于保护和增进人民健康、提高生活质量，为计划生育、救灾防疫、军需战备以及促进经济发展和社会进步均具有十分重要的作用。新中国成立以来，尤其是改革开放30多年，我国已经形成了比较完备的医药工业体系和医药流通网络，发展成为世界制药大国。

思考：

医药行业的特点？

讨论：

你对医药行业企业的认知？

任务二　天津医药行业历史回顾、现状分析、前景展望

一、天津医药行业历史回顾

回顾六十周年来我国医药事业的光辉历程，令人感到无比振奋和欢欣鼓舞。随着社会主义经济建设和文化卫生建设的发展，我国医药事业日益发达。它从无到有，由小到大，从高到低，由分散到统一，形成了一个包括中西药、医疗器材、卫生材料、制药机械、医药包装材料的生产、供应和化学试剂、玻璃仪器供应的比较完整的独立行业。

党的十一届三中全会以来，改革开放的正确方针的贯彻，使我国医药事业进入了历史发展的新阶段，人们称之为医药史上的"黄金时期"。再此期间，医药工业、商业、科研教育、对外经济技术合作得到迅速发展，整个行业面貌发生了深刻而巨大的变化，开创了医药事业持续、稳定发展的新局面。

1988 年我国医药工业总产值完成268.7 亿元，是1978 年的4.5 倍提前实现了翻两番的目标；化学医药产量由12 大类4.6 万吨发展到24 大类19.8 万吨；医药商业销售完成231 亿元，比1978 年增长两倍多。十年累计上缴国家利税总额近300 亿元。越来越多的人们认识到，"医药是治病救人的特殊商品"，"医药是青春常在的朝阳事业"。

医药事业巨变最基本的经验是，在党的十一届三中全会以来的正确路线、方针、政策的指引下坚持了医药统一管理体制，由部门系统管理逐步发展转向行业管理；坚持了质量第一，始终把社会效益放在重要地位；坚持了以搞活企业为中心，加快发展医药生产力；坚持了技术进步，大力发展科研教育；坚持了对外开放，扩大了对外经济技术交流与合作；坚持了"两个服务"（为医疗保健服务，为社会主义建设服务），努力搞好医药供应。

建国以来，特别是十一届三中全会以来，我国医药事业虽然发展很快，成绩显著，但是在生产技术和科研开发方面，与世界上医药工业发达的国家相比，还有一定的差距，在品种和质量上，还不能完全满足国内医疗和出口的需要。近几年在前进和发展中，也存在着经济过热现象以及由此带来的一些新问题，这些均有待今明两天通过治理经济环境、整顿经济秩序、全面深化改革逐步加以解决。

二、我国医药行业现状分析

（1）医药行业看似为低端制造业，但随着进入21 世纪，人类创新发展，对各类产品的要求不断增高，医药行业也进入了高端技术时代，药品行业不断创新，出现了高科药品行业竞争激烈的状况。尤其中药饮片炮制技术的发展。

（2）目前高端药物市场基本被外资企业占据，在生物制药上中国目前只能走仿制的道路，根本无法在技术上与欧美等国家抗衡，唯一的希望寄托于中药创新。但是我国中药行业长期由于中药基础研究和创新能力不足，发展结构失衡，且资源破坏严重，流失问题突出、中药材基地布局不合理，监管主体缺乏，资源保护责权不明，等问题严重影响着医药行业的发展。

（3）国家刚刚颁布不久的新医改方案对医药行业的发展具有推动作用。医改的目标是初步建立全民医疗卫生制度框架，初步建立国家基本药物制度，大力发展社区卫生，使基本公共卫生服务均等化，进行公立医院改革试点等。

（4）中医业具长期增长潜力。由于新医改政策中极大的加大了中国医疗支出，盈利及现金流走势稳定，抵御经济冲突的能力提高了，要在中国医药行业获得长期成功将取决于保持稳定的应用模式（尤其是成本效率及产品质量），要关注利基市场，营销强有力一级有效的销售渠道。虽然医药行业将继续承受将和价格压力，但中医行业仍具有强劲的基本面和长期增长潜力。

（5）仿制药依然占主导地位。目前，仿制药依然是众多药厂的主要产品，激烈的价格战使药品公司进入低研发投资，缺少创新和低收益的恶性循环，同时，中国药品销售体系复杂凌乱，多层级供应链导致零售价大大高于出厂价，且同类型药品泛滥严重，限制了药厂利润。

（6）新医改政策 8500 亿的投入和行业整体发展。新医改的推进将对行业整合起到催化作用，中国是人口大国，由国家颁布的新医改政策中，有 8500 亿的投入要用于医疗卫生事业，加上中国保监会统计，个人医疗保险自 1999 年以来以 41% 的复合年均增长率增长，由此可见，医疗卫生行业中的前景十分广阔。

目前中国医药市场效率低下，为了应对众多挑战，如研发不足，制造和质量控制增强及药品审批更为严格，医药企业通过并购提高效率和市场份额，扩大地理分布。现自新医改政策出台以来，医药行业会发生翻天覆地的变化，医药行业业务模式具有可持续性、品牌和研发能力强劲。医药行业形式势必发展迅猛。

三、天津医药行业前景展望

医药行业是我国国民经济的重要组成部分，与生命健康密切相关，随着我国经济发展和居民收入的提高，医药行业越来越受到公众和政府的关注，具有非常广阔的发展前景。党中央、国务院十分重视我国卫生事业的发展，城市、农村医保对象扩大，政府投入增加，医疗体改在切实推进，胡总书记在十七大报告中明确提出"要坚持公共医疗卫生的公益性质，强化政府责任和投入，但同时鼓励社会参与，区分盈利性和非营利性机构。在医疗管理体制上实行政事分开、官办分开、医药分开。"另外，对药品价格、药品招标还进行了深刻的反思并不断总结。改进。这些对医药产业发展都是好消息。特别是城镇、农村医保要覆盖到全国所有人口，这是党中央对完善医疗机构做出的重决策，都将会加快我国医药行业的快速发展。2009 年 4 月 6 日和 4 月 7 日国务院分别下发了《中共中央国务院关于深化医药卫生体制改革的意见》和《医药卫生体制改革近期重点实施方案 (2009 ~ 2011 年)》，提出了"有效减轻居民就医费用负担，切实缓解'看病难、看病贵'""的近期目标，以及"建立健全覆盖城乡居民的基本医疗卫生制度，为群众提供安全、有效、方便、价廉的医疗卫生服务"的长远目标。基层医院基本药物目录降价将会压缩医药企业的利润空间，但随着我国医药卫生体制改革的推进，我国医药产品的需求将稳定增长，医药生产企业和大型医药商业企业将面临良好的发展机遇。

今后世界药品市场增长的重心将从欧美等主流市场向亚洲、澳洲、拉美、东欧等地区逐渐转移，中国医药行业仍然是一个被长期看好的行业。

我们应该看到：医药行业面临着前所未有的挑战，同样，也面临着前所未有的机遇。事在人为，路是人走出来的，困难是可以克服的。我们只有奋发而为，抓住这个历史性的机遇，脚踏实地，刻苦钻研，积极主动去依靠科技进步、加强新药研发，提高技术水平，大力拓展市场，切实加强管理，加快医药工业的发展步伐，提升医药产业综合竞争力，才能医药大国向医药强国奋进。

思考：

通过学习，你设定的人生目标是什么？

讨论：

你对医药行业发展的期望？

任务三 重点企业、知名药品介绍

2011 年度全国医药商业百强企业

1 中国医药集团总公司	26 山西省医药集团有限责任公司
2 上海市医药股份有限公司	27 上海市药材有限公司
3 九州通医药集团股份有限公司	28 四川省医药集团有限责任公司
4 南京医药股份有限公司	29 河北东盛英华集团
5 广州医药有限公司	30 东北制药集团公司供销公司
6 安徽华源医药股份有限公司	31 济南中信医药有限公司
7 北京医药股份有限公司	32 苏州礼安医药有限公司
8 重庆医药股份有限公司	33 浙江省医药工业有限公司
9 四川科伦医药贸易有限公司	34 西汇仁集团医药科研营销有限公司
10 重庆桐君阁股份有限公司	35 长沙双鹤医药有限责任公司
11 天津市医药集团有限公司	36 鹭燕（福建）药业股份有限公司
12 华东医药股份有限公司	37 江苏先声药业有限公司
13 哈药集团医药有限公司	38 山东瑞康医药股份有限公司
14 浙江英特药业有限责任公司	39 山东康惠医药有限公司
15 新龙药业集团	40 南京华东医药有限责任公司
16 云南省医药有限公司	41 北京市京新龙医药销售有限公司
17 乐仁堂医药集团股份有限公司	42 汕头市创美药业有限公司
18 中信医药实业有限公司	43 广西柳州医药有限责任公司
19 中国医药保健品股份有限公司	44 北京天星普信生物医药有限公司
20 天津天士力医药营销集团有限公司	45 大连美罗药业股份有限公司
21 健康元药业集团股份有限公司	46 全洲药业集团有限公司
22 山东海王银河医药有限公司	47 陕西华远医药商业集团有限责任公司
23 新疆新特药民族药业有限责任公司	48 江苏常州药业股份有限公司
24 中国北京同仁堂（集团）有限责任公司	49 温州市生物药械供应有限公司
25 常州亚泰五洲医药有限公司	50 广州中山医药有限公司
	51 北京双鹤药业经营有限责任公司

52 深圳中联广深医药（集团）股份 有限公司	76 上海虹桥药业有限公司
	77 嘉事堂药业股份有限公司
53 江苏省医药公司	78 安徽省医药（集团）股份有限公司
54 河北德泽龙医药有限公司	79 浙江温岭医药药材有限公司
55 浙江震元股份有限公司	80 北京美康永正医药有限公司
56 河南省爱生医药物流有限公司	81 山东康诺盛世医药有限公司
57 台州医药有限公司	82 河南省康信医药有限公司
58 安徽阜阳医药采供站有限责任公司	83 重庆长圣医药有限公司
59 河南省医药有限公司	84 上海康健进出口有限公司
60 北京普仁鸿医药销售有限公司	85 回音必集团有限公司
61 海南泰凌生物制品有限公司	86 中国永裕新兴医药有限公司
62 天津天时力医药有限公司	87 福建省医药（集团）有限责任 公司
63 佛山市南海医药集团有限公司	
64 北京金象复星医药股份有限公司	88 浙江医药股份有限公司商业公司
65 福建省厦门医药采购供应站	89 杭州凯仑医药股份有限公司
66 浙江嘉信医药股份有限公司	90 山东新华医药贸易有限公司
67 湖南博瑞新特药有限公司	91 沈阳维康医药集团有限公司
68 宁波海尔施医药股份有限公司	92 广东广弘医药有限公司
69 湖南双舟医药有限责任公司	93 重庆科渝药品经营有限责任公司
70 辽宁省医药实业有限公司	94 上海申威医药有限公司
71 无锡山禾集团医药物流股份有限 公司	95 宁波市鄞州医药药材有限公司
	96 浙江省衢州医药有限公司
72 上海新先锋华康医药有限公司	97 天津合作领先医药集团有限公司
73 重庆长龙（集团）有限公司	98 上海复星药业有限公司
74 北京京卫国康医药有限公司	99 云南医药工业股份有限公司
75 山东罗欣医药集团有限公司	100 云南东骏药业有限公司

一、全国重点医药商业介绍

1. 中国医药集团总公司

成立于 1998 年 11 月 26 日，是由中央管理的以医药科研、生产和服务贸易为主业的我国最大的医药企业集团，旗下拥有十家全资或控股子公司及国药股份、深圳一致两家上市公司。2007年销售收入373亿元，进出口额7.7亿美元。在2006年国家统计局公布的中国大企业排名中，中国医药集团位列第99位，在151家中央企业中，中国医药集团销售收入位列第55位，中国医药集团总公司以"关爱生命、呵护健康"为企业理念，以创建行业领先具有国际竞争力的医药集团为目标。在国内拥有生产企业、科研设计院所、药材种植基地和设在各大中城市基本覆盖全国的营销网络。2009年9月，经国务院批准，中国医药集团总公司与中国生物技术集团公司实行联合重组，至此，国资委履行出资人职责的企业由136户调整为135户。

中国医药集团是中国化学制药工业协会、中国麻醉药品协会、中国医药商业协会、中国医药科研开发促进会、中国医疗器械行业协会、中国中药协会、中国药文化研究会等行业组织的会长或理事长单位，还是全国药品交易会、全国医疗器械博览会等重要会展的主办和支持单位。

2010年，国药集团签署战略协议，将建华中地区最大现代化中药制剂产业基地。

2. 上海市医药股份有限公司

上海市医药股份有限公司是中国规模比较大、网络比较广、实力比较强的医药经营企业之一。公司以药品分销为核心，发展零售连锁、进军现代物流、拓展渠道网络、开展国际加工。

自1998年9月重组上市以来，公司已与世界前20位跨国公司建立了重要合作伙伴关系，与国际、国内4000余家客户保持密切的业务关系，经营药品达6000余种。

历经十年发展，公司规模不断扩大，行业地位稳步全国前三，华东分销网络初具规模，零售连锁药房达到1000余家，加盟店400余家。公司连续多年取得中国医药上市公司药品销售第一、中国医药终端销售规模第一。公司现有资产规模超71亿元，净资产20亿元，员工3000余人；年销售额逾200亿元。

中国医药集团始终秉承"关爱生命，呵护健康"的企业理念，积极履行中央企业政治责任、社会责任和经济责任，为保障人民健康和社会稳定发挥重要作用。

3. 九州通医药集团股份有限公司

发轫于改革开放之初的 1985 年，是一家以西药、中药和医疗器械批发、物流配送、零售连锁以及电子商务为核心业务的股份制企业。2009 年，公司含税销售统计指标为 220 亿元，是湖北省最大的民营企业，在全国近万家医药商业企业中位列第三名、中国民营医药商业企业第一名，已连续 6 年入围"中国企业 500 强"。截至 2009 年，公司总资产 70 多亿元，下属企业 70 余家。

公司拥有完善的品种结构和丰富的客户资源，目前经营品规 14000 多个，上游厂家 4200 多家，下游客户 69800 多家。现有省级大型医药物流中心 14 家（二级公司）、26 家地市级物流配送中心（三级公司）及 206 个业务办事处（配送站），覆盖了国内 80% 以上的行政区域，形成了国内辐射面最广的医药分销网络。此外，正在筹建安徽、广西、黑龙江、天津、浙江、河北等多个大型医药物流中心。

4. 天津市医药集团有限公司

天津市政府授权的从事资本经营和产业运营的大型国有独资企业集团，中国 500 强企业之一。

天津医药的前身是天津市医药管理局，1996 年转制为天津市医药总公司。1997 年 3 月 24 日，经天津市市委、市政府批准，天津市医药总公司改组为天津市医药集团有限公司。2001 年，天津医药集团有限公司根据天津市政府要求分为 2 个公司，即天津医药和金耀集团有限公司。天津医药由天津市人民政府国有资产监督管理委员会 100% 控股，截至 2009 年 9 月末，注册资本 8 亿元。

经过多年发展，天津医药已发展成为集科工贸于一体的大型医药企业集团。截至 2008 年底，公司控股参股企业 81 家。公司主要的控股公司按照经营类型划分为医药生产类企业、医药流通类企业和专业科研机构等。

医药生产类企业主要有四家，分别为：天津中新药业集团股份有限公司主营中药生产；天津力生制药股份有限公司主营西药制剂；天津市生物化学制药厂兼营化学制剂和原料药生产；天津市津康制药有限公司主营化学原料药。其中，中新药业于1997年和2001年分别于新加坡、上海证券交易所上市。

医药流通类企业主要有天津太平（集团）有限公司、天津市泓泽医药有限公司、天津医药集团连锁有限公司和河北石家庄德泽龙医药公司，销售网络基本覆盖天津市及周边地区。

专业科研机构1家，即天津药物研究院，是国家级药物研究院，具有40多年从事药物研究与开发的历史，承担"天津市医药集团有限公司技术开发中心"职能。

天津医药集团将秉持"服务人类健康"的企业核心使命，遵循"自主创新、追求卓越"的企业宗旨，恪守"科学发展、共创和谐、成果共享"的企业价值观，为全面建设小康社会和构建社会主义和谐社会贡献更大的力量。

5. 天士力集团

于1994年5月成立，2002年8月，集团所属核心企业——天士力制药股份有限公司上市。公司成立以来，坚持自主创新，走新型工业化的发展道路，全力打造大健康产业第一品牌，全面推进国际化。形成了以"生命安全保障产业"为主线，包括现代中药、化学药、生物药、特色医疗等产业；以"生命健康需求产业"为拓展，涵盖保健品、化妆品、健康食品、安全饮用水等领域的高科技跨国企业集团。截至2008年底，集团资产总额83.7亿元，累计利税44亿元，实现年销售额66亿元。

天士力集团以"追求天人合一，提高生命质量"为企业理念，坚持"三高一新"（高科技、高起点、高速度、新思维）的发展思路，以科技为核心、以市场为导向、以营销为动力、以质量为保障，为实现"创造健康、人类共享"的目标，坚定地走自主创新、高新科技产业化的发展道路。天士力集团是以制药业为中心，包括现代中药、化学药、生物制药，涵盖科研、种植、提取、制剂、营销的高科技企业集团。

集团积极探索从传统文化到现代文化的升华，使先进的文化价值观与市场经济活动融为一体，形成了"三个人"为内涵的企业文化，即："祖先文化"体现继承与创新，"消费者文化"体现诚信与服务，"员工文化"体现责任与价值。独具特色的企业文化，成为天士力持续高速发展的重要保障。

目前，公司的主要产品有：复方丹参滴丸、养血清脑颗粒、荆花胃康胶囊、水飞蓟宾胶囊（水林佳）等。

二、化学制药重点企业及主要产品介绍

1. 扬子江药业集团有限公司

创建于 1971 年，药物制剂新技术国家重点实验室依托建设单位，集团是一家产学研相结合、科工贸一体化的国家大型医药企业集团。总部位于长江之滨、"长三角"名城江苏省泰州市，现有员工 7000 余人，总资产 90 多亿元，总占地面积 200 多万平方米。集团以扬子江药业集团有限公司为核心企业，旗下 10 多家子公司遍布泰州、北京、上海、南京、广州、成都等地，拥有万吨级的中药提取生产基地。集团所属生产企业、药品经营企业全部通过 GMP、GSP 认证；营销网络遍布全国各地，在国内处方药市场保持着独特的竞争优势。

秉承"求索进取，护佑众生"的理念，扬子江药业集团不断加快科技创新、自主品牌建设步伐，打造核心竞争力，企业综合经济实力得到快速提升。面向未来，集团以振兴民族医药为己任，怀着科学、严谨、负责的态度，竭诚为全人类创造健康生活服务。"十二五"期间，集团将大力推进人才强企、研发创新、质量惠民、销售改革、经营国际化"五大工程"战略，争取实现年销售突破 500 亿元，努力向国际一流制药企业的目标奋进。

目前，公司的主要产品有：胃苏颗粒、氨酚伪麻那敏片、双氯芬酸钾片、硝苯地平缓释片、马来酸依那普利片、洛伐他汀胶囊、富马酸比索洛尔胶囊、格列吡嗪缓释片。

2. 拜耳公司

世界最为知名的世界 500 强（＜财富＞）企业之一。公司的总部位于

德国的勒沃库森，在六大洲的 200 个地点建有 750 家生产厂；拥有120，000 名员工及 350 家分支机构，几乎遍布世界各国。

高分子、医药保健、化工以及农业是公司的四大支柱产业。公司的产品种类超过 10，000 种，是德国最大的产业集团。

公司于 1863 年在德国创建。1899 年 3 月 6 日拜耳获得了阿司匹林的注册商标，该商标后来成为全世界使用最广泛、知名度最高的药品品牌，被人们称为"世纪之药"。

3. 天津金耀集团有限公司

正式组建于 2001 年，其前身为始建于 1939 年的天津制药厂。经过 70 多年的发展，金耀集团总资产 130 亿元，拥有国内外全资、控股、参股公司 40 多家（其中上市公司 3 家：天药股份、中环股份、利尔化学），成为以生产经营皮质激素类药物及制剂、氨基酸类原料药和大输液药物为主，同时生产经营心脑血管药物、膏剂、针剂、膜剂、片剂、中成药、保健食品等 350 多种产品的国有综合性制药集团，连续多年位居全国医药工业百强前列、中国制造业企业 500 强。

近年来，金耀集团实施"高科技加规模经济"发展战略，坚持科技进步、自主创新，培育了"科技进步、技术创新"的核心能力，创造了多项重大科技成果。金耀集团总投资 25 亿元在开发区建成了新产品、新技术、新工艺的产业化基地——金耀制剂园、金耀生物园，实现了集团公司产业布局、产品结构的调整，进一步巩固金耀集团在皮质激素类、氨基酸类原料药的领先优势，延伸产业链，做大做强制剂产品，为金耀集团的"二次创业"奠定坚实的基础。

"十二五"期间，金耀集团将加大资源整合力度，加快创新步伐，促进新产品、新工艺、新技术的成果转化，优化调整产业结构和产品结构，巩固行业主导地位，推动集团公司又好又快发展，努力打造一流制药集团。

目前，公司的主要产品有：碘化钾、四氢呋喃、氨基酸、氢化可的松、泼尼松、地塞米松、氟轻松等。

4. 辉瑞公司

目前全球最大的医药企业之一，拥有 150 多年历史的以研发为基础的跨国制药公司。2000 年 6 月，辉瑞和华纳·兰伯特公司合并，2003 年 4 月，辉瑞公司对法玛西亚进行并购。2009 年初，辉瑞和惠氏合并。新辉瑞公司包括三个业务领域：医药保健、动物保健以及消费者保健品。是一家拥有空前规模、广泛的产品治疗领域和产品系列的全球药业巨头。公司的创新产品行销全球 150 多个国家和地区。辉瑞制药有限公司拥有世界上最先进的生产设施和检测技术，新的辉瑞公司目前在中国上市了 40 多种创新医药产品。这些相互补充的产品组合在心血管科、内分泌科、神经科、感染性疾病、关节炎和炎症、泌尿科、眼科和肿瘤科治疗领域占据主导地位。1989 年，辉瑞在大连建立现代化的工厂。2004 年，辉瑞在上海成立了中国区总部和辉瑞投资有限公司。2005 年，在上海成立了辉瑞中国研发中心。

目前，在中国上市的产品包括：先锋必、舒普深、希舒美、大扶康、络活喜、左洛复、瑞易宁、万艾可、西乐葆、立普妥等。

5. 广州白云山制药股份有限公司

创业于 1973 年，1992 年 11 月经广州市人民政府批准，由广州白云山制药总厂等五家企业通过改制成立股份制企业，于 1993 年在深圳证券交易所发行股票并上市，是我国最早的上市公司之一。

公司专注于制药业，业务包括生产和经营多种剂型的中西成药、化学原料药、外用药、儿童药、保健药等系列药品。经过多年的发展，目前白云山属下共有 12 家成员企业，已全部通过了国家 GMP、GSP 认证，广州白云山化学药创新中心是广东省工程技术中心。

今后，公司将以专业化做稳，以科学管理做好，以科技创新做强，以资本运营做大。白云山制药将建成高科技含量、高文化附加值、高市场占有率、具有强大竞争力的一流名牌企业。

6. 百时美－施贵宝

全球 500 强企业，公司总部设在美国纽约。其主要业务涵盖医药产品、日用消费品、营养品及医疗器械。100 多年历史，现年销售额为 200 多亿美元，遍及世界 120 多个国家和地区，拥有 54000 多名员工，公司在治疗心血管疾病、代谢及传染性疾病、中枢神经系统疾病、皮肤疾病以及癌症的创新药物研制方面，以及在消费者自疗药品、婴儿配方奶粉和美发产品的研制、生产方面居全球领先地位。每年从事科研及开发的经费超过 15 亿美元，有 4200 多名科学家及工作人员进行科研工作。

百时美施贵宝公司在中国有三个法人单位，即：百时美施贵宝（中国）投资有限公司、中美上海施贵宝制药有限公司和百时美施贵宝（上海）贸易有限公司。中美上海施贵宝制药有限公司成立于 1982 年，是中国第一家中美合资的制药企业。2007 年，中美上海施贵宝公司隆重庆祝在华成立 25 周年。

此外，百时美施贵宝的兄弟公司美赞臣也于 1997 年来到中国，以高品质的婴儿营养产品成为市场的领导者。同年，百时美施贵宝公司还向中国市场引进了康复宝先进的医疗造口和创伤治疗产品。

目前，公司在中国上市的主要药品有：日夜百服咛、马斯平、金施尔康、普拉固、泛捷复、小施尔康、开博通、施太可等，以及安婴儿（宝）、伊卡璐系列。

7. 哈药集团制药六厂

始建于 1977 年是以生产化学药品及中成药为主，保健食品和"纯中纯"无菌纯净水系列、茶饮料系列为辅的综合制药企业，制剂手段完备，设备先进，可生产大容量注射剂、口服液、糖浆剂、片剂、胶囊剂、颗粒剂和原料药等 7 个剂型、130 个产品远销全国。

主导产品：盖中盖系列保健食品、严迪、泻痢停、为消、护彤、丹王颗粒等畅销产品。

8. 东瑞制药（控股）有限公司

始创于 1995 年 12 月日，下辖苏州东瑞制药有限公司、苏州东瑞化工有限公司、上海东瑞化工有限公司，及东瑞药业（香港）有限公司四家子公司。2003 年 7 月 11 在香港联交所主板上市。

东瑞制药将始终以致力于人类健康事业为己任，凭借高度的社会责任感与前瞻性的思维，通过持续的技术创新，不断为社会提供安全有效的药物，为人类健康事业作贡献，创中国一流制药企业。

苯磺酸氨氯地平（安内真）、盐酸西替利嗪（西可韦）

9. 亚宝药业集团股份有限公司

集药品研发、生产、物流于一体，是山西省医药行业首家股票上市公司和首批认定的高新技术企业，并跻身全国中成药企业 50 强。"亚宝"商标为中国驰名商标。公司下设 5 个分公司、12 个子公司，有员工 5000 余人，资产总额 15 亿元。

公司产品主要有中西药制剂、原料药和药用包装材料等共计 300 多个品种。在心脑血管病用药和妇女儿童用药方面形成了强势品牌，其中，专利产品丁桂儿脐贴属国内独家生产，为山西省标志性名牌产品，驰名国内外，出口东南亚各国；珍菊降压片、曲克芦丁片、尼莫地平片、复方利血平片等的销量均为全国第一。公司以"用心做药，造福人类"为理念，不断做精产品，做优服务，做强企业，做大品牌，努力建设"世界亚宝、百年亚宝"，为人类的健康事业做出更大的贡献。

10. 天津力生制药股份有限公司

系天津市医药系统的大型企业，始建于 1951 年，系具有五十多年历史的天津市力生制药厂通过股份制改制，由天津市医药集团有限公司作为主发起人，联合天津宁发集团公司、天津市西青经济开发总公司、香港培宏公司、彭洪来先生等四家发起人共同创立，并经天津市政府批准于 2001 年 8 月 8 日正式注册成立为天津力生制药股份有限公司。公司现有员工 1100人。主营为中、西药片剂、硬胶囊剂、颗粒剂、滴丸剂、原料药。销售面覆盖全国，部分产品出口日本、澳大利亚、韩国、欧美、东南亚国家和地区。

公司在市场激烈的竞争中，多年来严格遵循"先做好人、再做好药"的宗旨，在经营中坚持"言必信、行必果"的诚信原则，始终如一的贯彻"以德经商、以德兴企、以德待人、以德为本"，为人类健康事业做出自己应有贡献的道德理念。

"三鱼"牌男宝、"氨酚咖匹林片"（正痛片）、"力"字牌"盖胃平"、寿比山吲哒帕胺片。

11. 诺和诺德

世界领先的生物制药公司，在用于糖尿病治疗的胰岛素开发和生产方面居世界领先地位。诺和诺德总部位于丹麦首都哥本哈根，员工总数18 000人，分布于70个国家，产品销售遍布179个国家。在欧美均建有生产厂。

诺和诺德的产品60年代初就已进入中国市场。1994年初，在北京建立诺和诺德（中国）制药有限公司总部和生物技术研究发展中心，并在天津兴建现代化生产工厂。2002年1月，诺和诺德公司中国研究发展中心在北京亦庄经济技术开发区正式成立。2004年7月，诺和诺德中国研究发展中心落户中关村生命科学园。

主要产品：人胰岛素系列–诺和灵诺和针诺和英诺和笔；新一代速效胰岛素注射液诺和锐；促胰岛素分泌剂诺和龙；人胰高血糖素诺和生。

12. 阿斯利康公司

由前瑞典阿斯特拉公司和前英国捷利康公司于1999年合并而成的世界第四大制药公司。凭借强大的研发后盾，致力于研制、开发、生产和营销优越的产品，在心血管、消化、麻醉、肿瘤、呼吸五大领域处于世界领先地位。

总部位于英国伦敦，研发总部位于瑞典，在全球设有11个研发中心、31个生产基地，产品销售覆盖100多个国家和地区，公司雇员超过5万人。1999年销售额高达177.91亿美元。2004年公司销售额超过214亿美元，在心血管、消化、呼吸、麻醉、肿瘤和中枢神经领域处于领先地位。

世界500强之一的阿斯利康在中国投资一亿美元建厂，显示了对中国市场的信心。总部位于上海，在中国大陆的19个主要城市设有办事处；位于江苏省无锡市的生产基地于2001年正式投产，阿斯利康东亚临床研究中心于2002年在上海挂牌成立。阿斯利康制药有限公司在中国现有1500余名员工，分布在生产、销售、市场推广、临床研究等领域。

目前，公司在中国上市的主要产品有：佐米格、捷赐瑞、洛赛克、博利康尼、恩纳、波依定等。

13. 诺华公司

全球制药保健行业跨国集团，总部设在瑞士巴塞尔，业务遍及全球140多个国家和地区。该公司目前在华投资约一亿美元，分别在北京、上海等地建有四家企业，其核心业务涉及专利药、非专利药、眼睛护理、消费者保健和动物保健等领域。其农产品分部为世界上第一号除草剂、杀虫剂、杀真菌剂等农作物保护产品的生产商，同时还生产控制寄生虫生长的产品、宠物用药品、农畜用药及耐寒高产的作物种子。

诺华是世界上最大的医用营养品提供商之一，并生产婴儿食品（Gerber，美国同行业排名第一）及保健营养品。其核心业务涉及专利药、非专利药、眼睛护理、消费者保健和动物保健等领域。是世界上最大的医用营养品提供商之一，并生产婴儿食品及保健营养品。

北京诺华制药成立于1987年。公司成立之初名为"北京汽巴－嘉基制药有限公司"1996年更名为"北京诺华制药有限公司"。目前，公司在中国上市的主要产品有：扶他林、新山地明、善宁、来适可、代文等。

14. 礼来公司

一家全球性的以研究为基础的医药公司，致力于为全人类创造和提供以药物为基础的创新医疗保健方案，使人们生活过得根长久、更健康、更有活力。公司始建于1876年，总部位于美国印地安纳州的印第安纳波利斯，拥有雇员31285人，其中在美国以外的员工就有15802人。员工中从事研发人员占总员工人数的19%。其产品在179个国家和地区销售，在9个国家设有研发机构，从事临床研究试验的国家超过30个。

2003年10月10日，礼来与上海开拓者化学研究管理有限公司合作，在上海浦东张江高科技园区成立了上海开拓者化学研究管理有限公司—礼来实验室大楼。此举标志着跨国制药企业与中国企业在药品研发方面的合作进入到一个全新的阶段。实验室大楼坐落于张江科技园三号孵化楼，占地近4000平方米。该实验室的研究方向为早期化合物的合成，由美国礼来公司提供资金与技术支持，中方负责组织科研队伍和实施科研计划。实验室内采用的是世界一流的研究设备。共有一百多名中国的科研工作者参与研发，他们来自国内或海外著名的研究机构，具有卓越的科研经验。

目前，公司在中国上市的主要产品有：希刻劳、协良行、独步催、健择、优泌林、凯复定、力复乐、百优解、再普乐、稳可信等。

15. 强生公司

世界500强企业，强生公司的名字是高质量及可信赖的代名词。名列全美50家最大的企业之一，同时也被列入全世界阵容最为强大的药品制造商之一。成立于1886年，今天，强生公司在全球55个国家和地区，设有170多家分公司和230个办事机构，在世界54个国家设有200家子公司，全球共有员工112，000多名，产品畅销全球175个国家。

自1985年强生在中国成立第一家合资企业以来，随着业务不断发展，先后共建立起数家分公司和机构。如今，强生在中国共有员工6，000余名，同心协力，促进着中国人民健康事业的发展。

1985年，强生在中国成立了第一家合资企业——西安杨森制药有限公司，生产药品。随后，分别于1992年、1994年，1995年和1996年，成立了强生（中国）有限公司、强生（中国）医疗器材有限公司、上海强生制药有限公司，与强生视力健商贸（上海）有限公司共同组合成为强生在中国一个庞大而温暖的家庭。1995年，由美国强生与上海第一生化药业公司联合组建了上海强生制药有限公司，总投资额已逾4100万美元。公司在中国上市的主要产品有：泰诺、泰诺林系列等。

三、医药商业重点简介

1. 中国海王星辰连锁药店有限公司

目前国内直营门店数最多的跨区域连锁药店。在中国医药零售行业，海王星辰率先引进国外先进的医药连锁经营管理技术，积极研究与开拓医药、健康等产品终端零售市场，创立了适合中国国情的现代零售药店"海王星辰健康药房"。多年来，海王星辰凭借自身丰富的市场营销经验、企业战略管理和人才优势，致力于推进中国现代医药零售事业的健康发展。

团结、务实的星辰人，以其专业和创新的精神在专业化与多元化并行的轨道上稳健、持续地前行，在探索中国医药连锁行业发展的道路上，海王星辰一路领跑！

2. 老百姓大药房

创立于 2001 年 10 月，总部设在湖南省长沙市。老百姓大药房是一家由单一民营药店发展起来的大型医药连锁企业。老百姓大药房除药品零售外，同时兼营药品批发与制造。

老百姓大药房集团秉承"崇善守信，务实创新"的企业精神，努力倡导亲民、为民、利民的企业文化，以拉低不合理的药价为突破口，以净化和改善畸形的医药市场与流通体制为手段，以让更多人吃得起药、让更多人拥有健康作为企业的社会价值追求，开拓创新，诚信经营，八年来为消费者直接让利 90 多亿元，而对平价药房的发展、医药机制的改革、药品价格的下降的推动，间接让利给消费者过百亿元。为社会公益事业捐款捐物价值 4300 多万元，在广大群众心目中树立起了"胆商"与"德商"的形象，形成了全国性知名品牌。

3. 天津敬一堂投资控股集团

于 2010 年正式成立，集团前身为天津市敬一堂药业有限公司，成立于 2002 年 1 月。公司始终践行"诚敬为本，万善同德"的核心文化，"敬业守信，存善为民"的经营理念，"质量真、价格低、商品全、服务优"的经营宗旨，"人民群众的健康快乐高于一切"的经营目标。并成立健全了党、政、工、团、民兵、妇联等组织。通过 1500 名员工的不懈努力，现已发展为拥有 200 余家药店的国有控股连锁公司（天津医药集团敬一堂连锁股份有限公司）、占地 14000 平方米的医药批发公司（天津敬一堂医药销售有限公司）、具备高新技术及现代化设备的敬一堂制药公司（天津敬一堂制药有限公司）。从而形成集药品、保健品、食品、医疗器械等大健康产业的产、供、销于一体的现代化集团公司。

公司将继续发扬天津医药集团的"自主创新、追求卓越、服务人类健康"的企业精神和敬一堂人"诚敬为本，万善同德"的核心文化，开拓创新，打破惯性，逐渐打造成"规范经营，稳步经营，可持续发展的公司"，在不久的将来，将以崭新的风貌，骄人的业绩，高昂的精神挺进药界领袖之林。

4. 天津瑞澄大药房连锁有限公司

成立于 2008 年 4 月 18 日，发展至今已有门店 51 家，遍布于河西、河东、南开、河北、红桥、北辰、大港、西青、津南、武清等各区域的主要干道及社区。如今快速发展的瑞澄已拥有现代化的物流中心和完善的信息技术支持，能够全面实现"业务、仓储、财务"一体化流程管理，并按照GSP规范实行"统一品牌、统一形象、统一管理、统一购进、统一配送、统一价格的"六统一管理原则，为天津的医药连锁零售领域注入了一股鲜活的力量。

瑞澄人一直秉承着"优质的产品，专业的服务，为您健康每一天"的企业理念，"为顾客创造价值、提高生活质量"一直是瑞澄人始终的追求，以"诚信、团结、敬业、超越"为企业精神，励志创办天津最具影响力的知名连锁药房。为能实现顾客100%满意，公司引进了国际先进的经营技术与服务理念，为您提供更多照顾、更多关心，为津城百姓的健康保驾护航！

四、2011 年度中国药店排行榜（直营店数量）

排序公司名称直营店数量分布城市

1 中国海王星辰连锁药店有限公司（含持股的健之佳门店 443 家）2990（深圳、广州、大连、上海、杭州、苏州、宁波、成都、青岛、潍坊、昆明、天津等）

2 国药控股国大药房有限公司 1751（北京、上海、天津、沈阳、银川、深圳、广州等）

3 重庆和平药房连锁有限责任公司 1740（重庆市、四川省、贵州省）

4 哈尔滨宝丰医药连锁有限公司 1595（黑龙江、上海、南京等）

5 云南鸿翔一心堂药业（集团）股份有限公司 1309（云南、广西、四川、贵州、山西等）

6 重庆桐君阁大药房连锁有限责任公司 1062（重庆市各区，四川省成都、德阳、自贡、泸州、广元、南充、西昌、攀枝花、绵阳、江油、安县，天津市和平区、河西区）

7 广东大参林连锁药店有限公司 1000（广东、广西、福建、江西、浙江、河南等）

8 云南健之佳健康连锁店股份有限公司 700（云南省昆明、曲靖、玉

溪、楚雄、大理、丽江、保山、昭通、红河、文山、德宏、普洱，四川省
成都、绵阳、自贡、宜宾、江油，重庆市，广西南宁市等)

9 辽宁成大方圆医药连锁有限公司 626

10 深圳市中联大药房有限公司 620 (全国 70 多个大中城市)

11 江西黄庆仁栈华氏大药房有限公司 616

12 上海华氏大药房有限公司 481310 (安徽省、江苏省、浙江省、上海市)

13 四川德仁堂药业连锁有限公司 458 (四川省成都、德阳、绵阳、内
江、南充、泸州、西昌、雅安、简阳等)

14 老百姓大药房连锁有限公司 423 (全国 70 多个大中城市)

15 山东国大仁和堂药房连锁有限公司 368

16 吉林大药房药业股份有限公司 355 (吉林、长春、通化、白城、榆
树、双阳、德惠)

17 哈药集团医药有限公司 (原哈尔滨人民同泰医药连锁店) 350 (黑
龙江省)

18 赤峰荣济堂大药房连锁有限公司 330 (内蒙古各旗、县、区)

19 深圳市万泽医药连锁有限公司 315 (广东省深圳、东莞、广州、中
山、珠海等)

20 甘肃众友健康医药股份有限公司 306 (甘肃省、新疆乌鲁木齐市、
陕西省西安市、宁夏银川市)

21 安徽丰原大药房连锁有限公司 260 (安徽省)

22 西安怡康医药连锁有限责任公司 247 (陕西省西安、宝鸡、汉中、
安康、商洛、咸阳等)

23 辽宁奇运生大药房连锁有限公司 246 (辽宁省沈阳、大连、鞍山，
贵州省)

24 广东国药医药连锁企业有限公司 238 (广东省广州、东莞、深圳、
佛山等 14 市)

25 南京国药医药有限公司 197 (南京、徐州、淮安、盐城、南通、昆
山、苏州等)

26 惠州市大川药业连锁有限公司 189 (广东省东莞市、深圳市、惠州市)

27 河南张仲景大药房股份有限公司 189（河南省全部 18 个地市）

28 辽宁福缘堂大药房连锁有限公司 175（鞍山、海城、台安、岫岩、大石桥、益州、辽阳）

29 湖北同济堂药房有限公司 170（湖北、江苏、福建、重庆、浙江、广东、安徽）

30 浙江天天好大药房连锁有限公司 168（浙江省杭州、金华、湖州、衢州、嘉兴、丽水、台州，北京市，河北省）

31 苏州健生源医药连锁总店 155（江苏省苏州市）

32 辽宁天士力大药房连锁有限公司 153（辽宁省、吉林省、天津市）

33 湖南千金金沙大药房零售连锁有限公司 151（湖南长沙、株洲、湘潭、郴州、岳阳、益阳，广东省韶关市）

34 中山市中智大药房连锁有限公司 151（广东省中山市）

35 山东北药鲁抗有限公司 147（山东省济南、济宁、潍坊、青岛等）

36 沈阳东北大药房连锁有限公司 137（辽宁省、天津市、内蒙古通辽市）

37 山东燕喜堂医药连锁有限公司 134（山东省威海、文登、乳山）

38 山东立健医药城连锁有限公司 130（山东省济南、烟台、威海）

39 新疆普济堂医药零售连锁有限公司 128（新疆乌鲁木齐、昌吉、石河子、库尔勒、阿克苏、喀什等）

40 石家庄新兴药房连锁有限有限公司 127（张家口市、石家庄市、沧州市、北京市）

41 武汉马应龙大药房连锁有限公司 122（湖北省大部分地市）

42 赤峰人川大药房连锁有限公司 120（内蒙古各旗，县，区）

43 上海复美益星大药房连锁有限公司 115（上海市）

44 江苏大众医药连锁有限公司 114（江苏省江阴、常州、镇江，安徽省蚌埠、淮南等）

45 天津医药集团敬一堂连锁股份有限公司 113（天津市）

46 吉林省永新大药房连锁有限公司 110（吉林省长春市、白山市、九台市，天津市）

47 珠海市嘉宝华健康药房连锁股份有限公司 110（广东省珠海、中山、东莞）

48 广州二天堂大药房连锁有限公司 109 （广州、深圳）

49 江西省萍乡市昌盛大药房连锁有限公司 107 （江西省萍乡、南昌、九江、新宇、吉安、上饶、鹰潭、宜春）

50 济南漱玉平民大药房有限公司 105 （山东省济南、泰安、聊城）

模块二　职业道德概述

良好的职业道德是职业人取得职业成功的重要前提，它决定了你的职业生涯是否顺利及发展程度如何。当遇到挫折和失败时，只有具有良好的职业道德，才能产生强烈的职业情感，忠诚于自己的本职工作，从而激发出完成职业责任所需要的不竭动力。在追求职业目标过程中，才能以对事业炽热追求的精神，敢于面对现实，战胜困难，最终到达成功的彼岸。

中华民族传统美德的主要内容：

父慈子孝，尊老爱幼；立志勤学，持之以恒；自强不息，勇于革新；仁义待人，以礼敬人；诚实守信，见利思义；公忠为国，反抗外族侵略；修身为本，严于律己。

任务一　职业道德概述

在本模块你将接触到如下内容：

☞ 学习目标

通过对道德、职业道德含义、基本规范的学习和理解，明确职业道德是增强企业凝聚力的手段，是个人和企业提高竞争力的途径。

学习内容

- 道德的含义与功能
- 职业道德的含义和发展及与企业的关系
- 职业道德基本规范

任务二　道德的含义、功能

在生活中，我们几乎每天都会遇到道德的问题。道德现象在社会生活中广泛存在，人们对某人的行为表示赞赏时，说这人有"道德"、品德好、行为高尚。如热情助人，尊老爱幼等。对某人的行为表示批评时，说这人"缺德"，品德差、行为卑劣。如买东西不排队、挤公共汽车、随地吐痰等也属于道德现象。这种对人的行为评判都与道德有关，那么道德是什么？

在中国最早的古籍中，"道"和"德"是分开使用的。商朝的甲骨文中，已经有了"德"字。当时"德"的意义比较广泛，有表示站在十字路口，目光向前直视之意，似乎与今日之"德"毫无关系。到了周朝，德的含义逐渐集中，西周初期的大盂鼎铭文的"德"字，已经明确地包含着按照当时的规范去行事而有所得的意思。

所谓"道"，最初是指人走的路。世上本无路，走的人多了，才会形成道，有约定俗成之意，由此引申为做人的道理，之后又近一步表示事物运动、变化的规则、规律。"德"表示对"道"的认识、实践而后有所得。

"道""德"二字连用，成为一个概念，始于春秋战国的《管子》、《庄子》、《荀子》等书。荀况说："故学至乎礼而止矣，夫是之谓道德之极。"荀况不但将道和德连用，而且赋予了它较为确定的意义，即使人们在社会生活中所形成的道德品质、道德境界和调整人与人之间关系的道德原则和规范。可见，道德从它的原始规定和后来的使用来说，就包含着道德意识、道德规范和道德活动等广泛内容。它既是一种善恶评价，又是一种行为标准。

因此，在现代社会中，道德作为一种社会要求、个人品质规范，是由一定的社会经济基础所决定的一种特殊的意识形态。

所谓道德，就是依靠社会舆论、传统习惯、教育和人的信念的力量去调整人与人、个人与社会之间关系的行为规范和准则的总和。道德也是人们完善和发展自己的一种特殊力量和方式。

道德的功能，是指道德作为社会意识的特殊形式对于社会发展所具有的功效与能力。其主要功能是认识功能和调节功能。道德的认识功能是指道德反映社会现实特别是反映社会经济关系的功效与能力。道德的调节功能是指道德通过评价等方式，指导和纠正人们的行为和实践活动，协调人们之间关系的功效与能力。此外，道德还具有其他方面的功能，如导向功能、激励功能、辩护功能、沟通功能等。

案例

几个人驾车，从澳大利亚的墨尔本出发，去往南端的菲利普岛（澳洲著名的企鹅岛）看企鹅归巢的美景。从车上的收音机里他们得知，企鹅岛上正在举行一场大规模的摩托车赛。估计在他们到达企鹅岛之前，摩托车赛就要结束，到时候会有成千上万辆汽车往墨尔本方向开。由于这条路只有两车道，所以他们都担心会塞车，并会因此错过观赏的最佳时间。担心的时刻终于来了。离企鹅岛还有60多千米时，对面蜂拥而来的大批的车流。其中有汽车，还有无数的摩托车。可是他们的车却畅通无阻！后来他们终于注意到对面驶来的所有车辆，没有一辆越过中线！这是一个左右极不"平衡"的车道，一边是光光的道路，一边是密密麻麻的车子。然而没有一个"聪明人"试图去破坏这样的秩序，要知道，这里是荒凉的澳洲最南端，没有警察，也没有监视器，有的只是车道中间的一道白线，看起来毫无任何约束力的白线。

1. 认识功能

道德是引导人们追求至善的良师。它教导人们认识自己，对家庭、对他人、对社会、对国家应负的责任和应尽的义务，教导人们正确地认识社会道德生活的规律和原则，从而正确地选择自己的行为和生活道路。

2. 调节功能

道德是社会矛盾的调节器。人生活在社会中总要和自己的同类发生这样那样的关系。因此，不可避免地要发生各种矛盾，这就需要通过社会舆论、风俗习惯、内心信念等特有形式，以自己的善恶标准去调节社会上人们的行为，指导和纠正人们的行为，使人与人之间、个人与社会之间关系臻于完善与和谐。

3. 教育功能

道德是催人奋进的引路人。它培养人们良好的道德意识、道德品质和道德行为，树立正确的义务、荣誉、正义和幸福等观念，使受教育者成为道德纯洁、理想高尚的人。

4. 评价功能

道德是公正的法官。道德评价是一种巨大的社会力量和人们内在的意志力量。道德是人以评价来把握现实的一种方式，它是通过把周围社会现象判断为"善"与"恶"而实现。

5. 平衡功能

道德不仅调节人与人之间的关系，而且平衡人与自然之间的关系。它要求人们端正对自然的态度，调节自身的行为。环境道德是当代社会公德之一，它能教育人们应当以造福于而不贻祸于子孙后代的高度责任感，从社会的全局利益和长远利益出发，开发自然资源，发展社会生产，维持生态平衡，积极治理和防止对自然环境的人为性的破坏，平衡人与自然之间的正常关系。

任务三　职业道德的含义、发展及与企业的关系

1. 含义

所谓职业道德，就是同人们的职业活动紧密联系的符合职业特点所要求的道德准则、道德情操与道德品质的总和，是一般社会道德在特定的职业活动中的体现。它既是对本职人员在职业活动中行为的要求，同时又是职业对社会所负的道德责任与义务。职业道德是社会的主体道德。每个从业人员，不论从事哪种职业，在职业活动中都要遵守道德。

案例

2012 年 4 月，在央视《每周质量报告》中，一期题为《胶囊里的秘

密》的节目，曝光河北一些企业，用生石灰处理皮革废料，熬制成工业明胶，卖给绍兴新昌一些企业制成药用胶囊，最终流入药品企业，进入患者腹中。由于皮革在工业加工时，要使用含铬的鞣制剂，因此这样制成的胶囊，往往重金属铬超标。经检测，共有 9 家药厂 13 个批次药品，所用胶囊重金属铬含量超标。

2. 职业道德的发展

职业与职业道德不是从来就有的，作为一种社会现象，两者均属历史的范畴。职业道德经历了原始社会、奴隶社会、封建社会、和资本主义社会四种形态的历史演变，发展到今天的社会主义职业道德。

人们的职业实践活动不仅是职业道德形成的基础，而且是职业道德发展的动力。人们职业实践活动的深化对职业道德发展的推动主要表现在两个方面。一是随着生产力的发展，社会分工的进一步细化促进了新兴职业的不断出现，社会职业的种类逐渐增加，也就逐步形成了不同职业的职业道德。二是随着社会经济关系的不断发展和变化，职业实践活动规模和方式的扩大及变革，职业实践活动不断丰富和发展，职业关系中出现了许多新特点和新要求，从而职业道德的内容在继承传统的基础上，不断补充、丰富和发展。

- 唯有经过严格的职业训练和生活磨炼的人，才能获得更多实际有用的知识和人生智慧。
- 一个想成就事业的人，必须经受得住形形色色的诱惑以及各种各样艰难困苦的考验。
- 那些伟大的人物无一不是经过严格训练，无一不是历尽千辛万苦采取得辉煌成就的。

3. 职业道德与企业的关系

我们为什么要讲职业道德呢？

（1）职业道德是个人生存和自身发展的需要　从事一定的职业是人谋生的手段，是人的需求及全面发展最重要的条件；职业道德是事业成功的保证。卡耐基曾经说过："一个人事业上的成功，只有15%是由于他的专业技术，另外的85%靠人际关系、处事技能。"这里的处事技能主要指的是与人沟通和交往的能力，以及宽容心、进取心、责任心和意志力等品质，每一位成功的人往往都有较高的职业道德；职业道德是人格的一面镜子。人的职业品质反映着人的整体道德素质，人的职业道德的提高有利于人的思想道德素质的全面提高，提高职业道德水平是人格升华最重要的途径。

（2）职业道德是企业生存与发展的需要　①职业道德是企业文化的重要组成部分。企业环境需要由职工来维护和爱护，企业作风和企业礼仪本来就是职工职业道德的表现，如果职工不具有较高的职业道德水平，企业就不会有好的企业作风和礼仪。良好的职业道德对职工提高文化知识、努力钻研业务、熟悉职业技能起到了重要的作用。②职业道德是增强企业凝聚力的手段。

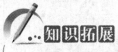 **知识拓展**

职业道德是协调职工同事关系的法宝

职工在工作中处理同事关系时必须遵守以下行为的准则：A. 自觉接受和分担应予承担的任务，不可有怨言；工作要认真负责，一丝不苟，精益求精，尽量避免因自己工作的失误和疏忽给同事带来被动和麻烦。若出现这种情况时要及时予以补救并诚恳道歉。B. 尊重同事的隐私，谅解同事的缺点和不足，不要过分地过问他人的私生活，自觉维护同事的利益和荣誉。C. 合作使用工作用具和设备时，要多替同事着想，多给同事方便。D. 关心和信任对方，积极帮助对方解决困难。E. 对感情不融洽的同事，在工作上仍应积极配合。F. 不要在上级和同事面前诋毁和贬低他人，不在大庭广众对他人评头论足。G. 必要时可诚恳地请求他人帮助，对于别人即使是微不足道帮助也要记在心上，并予以感谢。H. 对同事不经意或非故意的伤害，要以宽容之心予以谅解；对故意的诽谤或伤害，要通过组织途径恰当地予以解决，千万不能鲁莽从事，以避免造成严重的后果。I. 不要因同事取得优异成绩受到嘉奖或晋升而产生嫉妒心理，不要讽刺、挖苦、打击同事。

职业道德有利于协调职工与领导之间的关系

职工在工作处理与领导关系中必须遵守以下行为的准则：职工在工作处理与领导关系中必须遵守以下行为的准则：职工在工作处理与领导关系中必须遵守以下行为的准则 A. 认真履行自己的工作职责，保质保量地完成自己应予承担的各项任务；工作要踏实认真，一丝不苟，精益求精。B. 严格遵守企业的各项规章制度，不要给领导惹麻烦。C. 对领导的指令不甚明了时，切忌含糊，能干的工作要毫无怨言地认真完成，不能干的工作要如实向领导讲清原因，不能误时误事。D. 尊重领导的隐私；对领导有意见，应寻找恰当的时间、恰当的场合、恰当的机会向领导当面直陈，既不当众指责领导，也不在私下议论，更不能在背后贬低、中伤、诽谤领导。E. 充分发挥主观能动性，积极给领导提出合理化建议，帮助领导排忧解难。F. 虚心接受批评，认真改正自己的缺点和不足。对于领导错误的指责，一方面，要寻找恰当的时机给予解释，另一方面，要有宽容谅解之心，不要得理不饶人。G. 信任领导，维护领导的威信，一般不越级汇报工作。

职业道德有利于协调职工与企业的关系

职工在工作处理与企业关系中必须遵守以下行为的准则：职工在工作处理与企业关系中必须遵守以下行为的准则：职工在工作处理与企业关系中必须遵守以下行为的准则 A. 要正确处理好个人利益与企业整体利益的关系，以企业整体利益为重，在两者发生矛盾时，个人利益要服从企业整体利益，在企业出现困难时，要与企业患难与共，同心同德，共渡难关。B. 认真履行自己的工作职责，保质保量地完成自己所应承担的任务。C. 严格遵守企业的一切规章制度，保守企业秘密。D. 积极参加企业组织的各项社会公益活动、义务劳动以及文体娱乐竞赛活动等。E. 刻苦钻研业务，熟练职业技能，努力提高自己的业务水平，积极为企业的技术革新、工艺改进以及新产品的开发作出自己的贡献。F. 关心企业的发展，积极为企业的生产、经营、组织、管理提出合理化建议。G. 对企业有意见，要尽可能地通过工会等组织，通过协商、谈判等手段妥善解决，要尽可能避免借助法律起诉、甚至罢工等手段来解决问题。

（3）职业道德可以提高企业的竞争力　①职业道德有利于企业提高产品和服务的质量。掌握扎实的职业技能和相关专业知识，是提高产品质量和服务质量的前提；在企业产品加工过程中，职工必须一丝不苟、精雕细琢、精益求精，要避免一切可以避免出现的问题，这种工作的认真态度和敬业精神，是提高产品和服务质量的直接表现；忠于企业，维护企业形象，力争为企业创造更大的利润，为企业的生存和发展作出自己的贡献，是提高产品和服务质量的内部精神动力；严格遵守企业的规章制度，服从企业的安排，是提高产品和服务质量的纪律保证。②提高劳动生产职业道德可以降低产品成本。职工具备良好的职业道德，有利于减少厂房、机器、设备的损耗，节约原材料，降低废次品率；职工具备良好的职业道德，职工与职工之间、职工与领导之间、职工与企业之间就会保持协调、融洽、默契的关系，从而降低企业作为整体的协调管理费用；职工具备良好的职业道德，给社会提供质量可靠、价格实惠的产品，对顾客服务热情周到、耐心细致、文明礼貌、讲求信誉，就会改善企业的形象，提高企业声誉，增强企业在社会上的可信度，从而有利于降低企业与政府、社会和顾客的谈判交易费用；职工具备良好的职业道德，有较强的时间观念，在工作中珍惜时间，有利于提高劳动生产率。③职业道德可以促进企业技术进步。具有良好的职业道德是职工提高创新意识和创新能力的精神动力；具有良好的职业道德是职工努力钻研科学技术、革新工艺、发明创造的现实保证；职工具有良好的职业道德是企业保守科技机密的重要条件；④职业道德有利于企业摆脱困难，实现企业职业道德有利于企业摆脱困难，实现企业阶段性的发展目标。⑤职业道德有利于企业树立良好形象、职业道德有利于企业树立良好形象、创造企业著名品牌。职工只有具备全面的良好的职业道德，在企业采购、生产、经营、销售和服务的每一个环节，恪尽职守，精益求精，才能树立企业良好的形象，有利于创造著名的品牌；不良的事件，在现代传媒十分发达的今天，通过媒体的曝光片刻间可传遍世界各地，它对企业形象造成的负面影响往往为人们所难以预料。

案例

1982年9月，美国芝加哥地区发生有人服用含氰化物的泰诺药片中毒死亡的严重事故。

事件发生后，强生公司迅速采取了一系列有效措施。首先，强生公司立即抽调人员对所有药片进行检验。经调查，在全部800万片药剂的检验中，发现所有受污染的药片只源于一批药，总计不超过75片，并且全部在芝加哥地区，不会对其他地区产生影响，但强生公司仍然按照"在遇到危机时，公司应首先考虑公众和消费者利益"，不惜花巨资在最短时间内向各大药店收回了所有的数百万瓶这种药，并花50万美元向有关的医生、医院和经销商发出警报。最后仅用5个月的时间就夺回了原市场份额的70%。

任务四 职业道德基本规范

职业道德规范是从业人员处理职业活动中各种关系、矛盾行为的准则，是从业人员在职业活动中必须遵守的道德规范。其主要内容有：

一、爱岗敬业

就是从业者要充分地认识到自己从事职业的社会价值，认识到职业没有高低贵贱之分，都是为人民服务。职业的分工本质上是人民有组织地自己做自己的事，人们热爱自己的岗位，敬重自己的职业，做到干一行、爱一行、专一行。

爱岗敬业的主要表现在三个方面：一是乐业，乐业就是要喜欢自己的专业，热爱自己的本职工作，要做到这一点，首先要认识到自己所从事的职业在社会生活中的作用和意义，其次要对自己的工作抱有浓厚的兴趣，要把职业生活看作是一种乐趣，而不是一种负担；二是勤业，勤业就是勤奋学习专业，钻研自己的本职工作，学习是一件艰苦的劳动，勤于学习、钻研本职工作都要付出辛苦；三是精业，精业就是使自己本职工作的技术、业务水平不断提高，精益求精。总之爱岗敬业是中华民族的传统美德，从业人员踏上工作岗位以后，碰到的第一个问题就是职业态度问题，由于人的因素越来越成为企业实现自己战略目标的关键因素，企业员工决定着企业的兴衰成败，所以爱岗敬业是企业对从业人员的职业要求。

二、诚实守信

这是指从业人员说实话、办实事、不说谎、不欺诈、守信用、表里如

一、言行一致的优良品质。诚实守信要做到既有高质量的产品，又有高质量的服务，还要严格遵纪守法。只有这样，才能取信于民，从而获得良好的社会效益和经济效益。

爱岗敬业　甘于奉献的好班长

王永江，现为天津达仁堂京万红药业有限公司第一车间蜜丸剂班长。他从一线工人到生产班长一干就是32年，始终用一颗执着追求的心在声场一线上默默耕耘、兢兢业业工作，用一种高度的责任感诠释平凡岗位上的不平凡意义。车间蜜丸剂型品种多且工序复杂，多年的实践，使他练就了过硬的本领，他眼看手捏就能判断蜜丸质量的高低，对于常见的设备故障也能自己解决。他立足岗位务实创新，提出的根据不同品种采用不同方式进行制剂生产的建议，解决了蜜丸生产出丸不均匀和黏连的现象，并被写进了蜜丸挤生产工艺中。通过多年在生产一线工作的总结，他提出将操作间内设备、生产用具重新合理化布置的建议，经过限产时间验证，大幅度提高可生产工作效率。

诚实守信是为人之本，做人是否诚实守信是一个人品德修养状况和人格高下的表现，也是能否赢得别人尊重和友善的重要前提条件之一。怎样才能做一个诚实守信的人呢？一是要能够正确对待利益问题；二是要开阔自己的胸襟，培养高尚的人格；三是要树立进取精神和事业意识。那么从业人员为什么要坚持诚实守信呢？诚实守信是做事的基本原则，从业人员做事既代表个人，又代表一个单位或者企业，如果从业人员不能诚实守信，它会直接影响到企业的声誉和企业的利益；诚实守信是每一个行业树立形象的根本，诚实守信对于企业来说，其基本作用是树立良好的信誉，树立起值得他人信赖的企业形象。职业信誉体现了社会承认一个行业在以往职业活动中的价值，从而影响到该行业在未来活动中的地位和作用。

案例

胡庆余堂是一家名闻全国的百年老字号，由著名的徽州"红顶商人"胡雪岩于清代同治十三年（1874 年）创设于杭州。

中药店除了经营饮片配方以外，还有各种丸散膏丹。原药材一旦炮制成丸散，单凭肉眼无法鉴别真伪，全凭制造者的良心。因此药店挂了"修合虽无人见，存心自有天知"的招牌，以此向顾客表示经营者的诚信。

胡雪岩认为光向顾客表示诚信还不够，必须时刻告诫自己要说到做到。于是他特地精制一块匾牌，亲笔书写"戒欺"两字，以此约束自己。这块匾牌专门为"自律"而做，只要让自己看到就可以，不必在顾客面前炫耀张扬。因此他把这块匾牌朝里挂着，每次一抬头就可看到，时时刻刻用它来告诫自己，切不可欺骗人家。这块已有百余年历史的招牌，如今珍藏在杭州胡庆余堂中药博物馆内供人参观。

三、办事公道

是指从业人员廉洁公正，不仅自己清正廉洁，办事公正，不以权谋私，还要秉公执法，做到出于公心，主持公道，不偏不倚。既不唯上、不唯权，又不唯情、不唯利。

办事公道是在爱岗敬业，诚实守信的基础上提出的更高一个层次的职业道德的基本要求。办事公道需要有一定的修养基础。

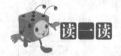读一读

古人云："治世之道为在平、畅、正、节。天下为公，众生平等，机会均等，一视同仁；物尽其力，货畅其流，不滞不塞；上有正型，下有正风，是非分明，世有正则；张弛疾徐，轻重宽平，皆有节度。"不平行便不平衡，不平衡则人心不平，人心不平便失去社会安定；不通畅便存在蒙蔽、隔膜、压抑；不公正便失去原则、失去是非、失去信任；没有节度，便失去控制，泛滥成灾，从这里可以看到平等原则的重要性。

办事公道的具体要求：

1. 坚持真理

办事是否公道关系到是以什么为衡量标准的问题，要在大是大非面前立场坚定，要做到照章办事，按原则办事，做到行所当行，止所当止。在实践中不断的坚定自己的信念、志向、锤炼自己的意志品质，确立正确的是非观。

2. 公私分明

要正确认识公与私的关系，俗话说："利令智昏。"私利能使人丧失原则与立场，从古至今有多少人都拜倒在金钱的脚下了。所以我们要从细微处严格要求自己，增强整体意识，只有不谋私利，才能光明正大，廉洁无私，才能主持正义、公道。

3. 公平公正

要办事公道会有许多压力和各种干扰，只有坚持原则办事，不徇私情，不怕各种权势，不计较个人得失，显然只有做到这些才是抗压、抗干扰的良计。

四、服务群众

是指从业人员在职业活动中要全心全意为人民服务。为人民服务是职业的灵魂，在服务过程中要做到热心、耐心、虚心、真心，一切从群众的利益出发，为群众排忧解难，为群众出谋划策，提高服务质量。

怎样做才能更好地为群众服务呢？

第一，要努力加强自身的修养，提高为群众服务的本领。

第二，要从身边的小事做起，培养为群众服务的习惯。

第三，具有主动性。

第四，淡泊名利，乐于助人。

案例

有一种倒下叫站起——邓练贤

名为非典型肺炎的疾患突如其来，在迎击这场天灾的战斗中，医疗战线的英雄冲锋在前，前仆后继地用汗水和生命筑起了一道血肉堤防。在对在抗击非典型肺炎过程中以身殉职的共产党员－邓练贤，他们用自己不计利害的大智、生死相许的大勇、悲天悯人的大爱，保卫了广大人民群众的健康和安全。

时间，在抢救病人时以分秒计算，而对于邓练贤自己，时间的概念已显得模糊不清，何时用餐，何时休息，都取决于病人的病情。他有严重胃溃疡，曾经发生消化道大出血，但面对病情危重的患者，每天，邓练贤都要连续工作 10 多个小时，高度紧张的工作及大量的体力消耗，即使年轻力壮的小伙子也难以支撑。在抢救病人的过程中，邓练贤染上了病毒，肺部出现炎症阴影，全身肌痛、乏力、头痛、高热……他住进自己工作的医院。中山三院感染"非典"的医护人员，经过救治，已陆续痊愈出院，而最早病倒、带领战友冲锋陷阵的邓练贤，却再也没有回来……

善待病人，为病人及其家属热情服务，是在邓练贤身边工作的医生护士最深的感受。在大家的记忆中，邓练贤一直平等待人，在他眼里病人既是病人也是亲人，没有贫富贵贱远近亲疏之分。以前大家经济都还不宽裕，有些病人没钱吃饭，邓练贤常常自己掏钱给病人买饭。看到邓书记这样做，他身边的很多年轻医生护士也都慢慢养成了这种帮助困难病人的习惯。

邓练贤倒下了，但在抗击"非典"的战斗中，却竖起一座不朽的精神丰碑，他的奋斗和牺牲成为战友们前进和避免更大牺牲的指路牌！

五、奉献社会

奉献是当一个人的个人利益与集体利益、国家利益发生矛盾时，毫不犹豫地牺牲个人利益，服从集体利益和国家利益，必要时甚至献出自己的生命。

一个人不论从事什么行业，不论在什么岗位，都可以做到奉献社会。奉献社会的精神主要强调的是一种忘我的全身心投入精神。

奉献社会是职业道德中的最高境界。奉献社会是一种人生境界，是一种融在一生事业中的高尚人格。与爱岗敬业、诚实守信、办事公道、服务群众这四项规范相比较，奉献社会是职业道德中的最高境界。同时也是做人的最高境界。爱岗敬业，诚实守信是对从业人员的职业行为的基础要求，是首先应当做到的。做不到这两项要求，就很难做好工作。办事公道，服务群众比前两项要求提高了一些，需要有一定的道德修养做基础。奉献社会，则是这五项要求中最高的境界。一个人只要达到一心为社会做奉献的境界，他的工作就必然能做的很好，这就是全心全意为人民服务了。

案例

党员等同于奉献——郭明义

郭明义，鞍钢矿业公司齐大山铁矿生产技术室一名普通的采场公路管理员，他以自己奉献的精神，书写了不平凡的人生传奇：1958年12月，郭明义出生在鞍山市千山区齐大山镇一个普通的矿工家庭。1980年6月他在部队光荣地加入了中国共产党。从此，他将自己的人生追求同党的事业紧密联系起来。郭明义说："为了党，为了祖国和人民，我愿意抛弃一切，终生为党的事业而奋斗。"30年来，郭明义始终模范践行党的宗旨，始终牢记一名共产党员的神圣职责，始终把对党的无限忠诚和满腔热爱，化作为党的事业无私奉献、顽强拼搏的坚定信念和模范行动。从1996年开始担任采场公路管理员以来，他每天都提前2个小时上班，15年中，他累计献工1.5万多小时，相当于多干了5年的工作；从1990年以来，他坚持20年无偿献血，累计献血6万多毫升，相当于自身总血量的10倍；1994年以来，他为身边工友、特困学生和灾区群众捐款12万多元，先后资助了180多名特困生；2006年以来，他8次发起捐献造血干细胞的倡议，有

1700 多名矿业职工参与；2007 年以来，他 7 次发起无偿献血的倡议，共有 600 多名矿业职工参与，累计献血 15 万毫升；2008 年以来，他发起的捐资助学活动已有 2800 多名矿业职工参与，资助特困生 1000 多名，捐款近 40 万元；2009 年以来，他发起成立的遗体和眼角膜捐献志愿者俱乐部，已有 200 多名矿业职工参与。为此，他先后荣获鞍钢劳动模范、鞍山市道德模范、鞍山市特等劳动模范、辽宁省希望工程突出贡献奖、全国无偿献血奉献奖金奖、全国红十字志愿者之星等荣誉称号。

郭明义写满奉献与奋斗的人生道路上，有着如火的热情、如歌的激昂、如钢的坚韧。他说，他会永远牢记自己肩负的使命，他会永远走在为人民服务的征程，他会永远珍视共产党员这神圣的命名！他将用自己的一片丹心、一腔热血去写就更多的大爱故事！

思考与拓展

1. 道德与职业道德的含义？你对职业道德有哪些认识？
2. 职业道德与企业的发展有哪些关系？
3. 怎样做一个诚实守信的人？

模块三 医药职业道德规范

我国《公民道德建设实施纲要》规定了职业道德基本规范，这是从事各种职业活动的人们都应遵守的职业行为准则。但在实际工作中，各行各业各种性质、社会责任、生产产品、服务对象又各有特点，因而决定了不同行业与本行业特点相适应的行业职业道德规范，这是职业道德基本规范在这一行业中的具体体现，医药行业有其自身的特点，在长期发展过程中，形成了医药行业职业道德规范。

在本模块你将接触到如下内容：

任务一　分析医药行业的主要特征

中华医药起源于五千年前氏族社会，医药相连历经数千年，有着悠久的历史。早在远古时代，我们的祖先在与大自然作斗争中就创造了原始医药学。随着历史的递嬗，社会和文化的演进，人们对于药物的认识和需求也与日俱增。药物的来源也由野生药材、自然生长逐步发展到部分人工栽培和驯养，并由动、植物扩展到天然矿物、若干人工制品、化学合成、生物发酵、分离提取、基因工程等。目前我国已经是医药大国，医药产品联系千家万户，涉及人民的生命健康，民族的昌盛，党和政府高度重视医药事业的发展，不仅在物力、人才上实施保障，在监督保护上更是毫不松懈，先后出台了法律法规，为医药事业的健康发展保驾护航。《药品管理法》中明确规定："国家发展现代药和传统药，充分发挥其在预防、医疗和保健中的作用"。现代药一般被人们称之为西药，传统药一般被称之为中药。下面就医药行业及中西药生产、销售和使用中的主要特征加以分析。

1. 医药行业产品性质决定了其两重性

医药行业本质是经济事业，但由于生产经营的产品是治愈疾病的，在很大程度上受保健福利事业性质的支配，所以说医药行业具有经济事业和福利事业两重性。作为一个企业在市场经济条件下，追求经济效益、追求利润最大化是无可厚非的，但药品与人们的健康息息相关，就出现了病人需要的条件，行业的发展、企业生产经营的产品，不能以效益最大化作为唯一的目标，不能以利润低而拒绝生产和经营，必须兼顾患者的需要，这是医药行业的特点和社会责任所决定的。在这一方面北京同仁堂做出了表率。

案例

1988年，我国南方一些地区突发甲肝疫情，特效药板蓝根冲剂的需求量猛增，市场上出现了供不应求的局面。有些单位趁机抬高药价。当时，到同仁堂购买板蓝根冲剂的汽车也排起了长队，存货很快销售一空。为了急患者之所急，同仁堂动员职工放弃春节休假，日夜奋战，赶制板蓝根冲剂。这时，有人议论：这下同仁堂可"发"了。其实他们哪里知道，同仁堂是在加班赔钱。因为生产板蓝根冲剂所必须的白糖没有了，大批量购进平价白糖一时难以解决，只好用高价糖。这时也有人提出，按原价出厂板蓝根冲剂太不划算，应适当提价。但同仁堂的经营者们坚决否定了这个建议。他们认为，治病救人是同仁堂的天职，乘人之危，发民难财不符合"济世养生"的宗旨。他们一边鼓励职工加班加点，一边将高价生产的板蓝根按原价格批发出厂，公司还派出一个由8辆大货车组成的车队，一直把药品送到上海。

思考：

这场甲肝疫情，同仁堂虽然赔了钱，但赢得了什么？

点评：

同仁堂在群众危难时刻，勇于担当社会责任，得到了社会的尊重，竖起了民族药业的一面旗帜，在那些地区，一提起同仁堂，没有不竖大拇指的。

2. 医药行业产品构成决定了其多样性

随着国民经济建设和人民医疗卫生保健事业的发展，我国医药行业产品的生产经营，也有了很大的发展，已基本形成具有中国特色的中西药品，包括中药材、中药饮片、中成药、化学原料药及其制剂、抗生素、生化药品、放射性药品、血清、疫苗、诊断药品和医疗器械、卫生材料、医药包装材料等的生产、供应、应用科研、教育相结合的比较完整的体系。随着医药行业的发展壮大，全国各地医药企业覆盖面增加，医药企业做强做大的态势也愈发凸显，科学技术在此行业的应用也将越来越广泛和深入，从事医药职业工作的人员也将大幅度增加，这就要求对医药行业人员的教育培养必须同时加强。

如天津医药集团 2008 年就开始构划集团的发展格局，提出未来天津医药集团要围绕化学与生物制药、绿色中药、现代医药物流、高端医疗器械这四大板块齐头并进。近年来，围绕这四个板块建设，天津医药集团已累计投入 17 亿元，先后在静海产业园投资兴建了新冠公司化学原料药产业化基地项目；在北辰区规划建设了医疗器械产业园以及现代物流产业园项目；在空港经济区投资建设了 23 家肺炎球菌多糖疫苗产业化基地项目；启动了早早期传染病基因诊断试剂（PAP）产业化项目……做强做大、加快建设，提高竞争力的基础保证，是人才的支持、职工整体素质的提升，天津医药集团提出了"创新药、做好药、服务人类健康，重道德、讲诚信、促社会和谐自然"的核心价值理念，并在职工中大力宣传和弘扬，以文化凝心聚智，以高尚的医药职业道德观念，规范职工的行为操守，结合产业结构调整，天津医药集团加强职工新岗位、新技能的培训，努力培养适合时代要求、符合医药行业特点的新型职工队伍。天津医药集团的发展规划及人才培养和储备，定会为医药行业的全面发展起到推动和促进作用。我们也坚信，在所有医药人的共同努力下，医药产品的种类和质量，也会不断推陈出新、更级换代，使人类的身体健康更有保障，寿命延长更有希望。

3. 医药行业产品的服务对象决定了其社会联系的广泛性

医药行业构成的多样性及其产品的服务对象就决定了它与社会联系特别广泛，几乎社会经济的各个方面、各个环节都与医药行业有着千丝万缕的联系，特别是医药产品直接关系到人民群众的疾病防治、卫生保健、延年益寿和计划生育等等，这种社会联系的广泛性，就使得医药行业的健康稳定发展尤为重要，一旦发生药品安全事件，所造成的社会影响是及其严重的，甚至会影响到社会的安定，政府的公信力。所以，医药行业的这一特征，更要求医药行业的从业人员要具有过硬的专业技能素质和较高的职业道德修养。2006 年震惊全国的齐二药事件就向药界敲响了警钟。

齐二药事件

2006 年 4 月 22 日和 4 月 24 日，广东省中山大学附属三院住院的重症肝炎病人中先后出现 2 例急性肾功能衰竭症状，至 4 月 29 日、30 日又出现多例相同病症病人，该院及时组织肝肾疾病专家会诊，分析原因，怀疑可能是患者新近使用齐齐哈尔第二制药有限公司生产的"亮菌甲素注射液"引起。5 月 3 日，广东省食品药品监督管理局报告，发现部分患者使用了齐齐哈尔第二制药有限公司生产的"亮菌甲素注射液"，出现了严重不良反应。国家食品药品监督管理局立即责成黑龙江省食品药品监督管理局暂停该企业"亮菌甲素注射液"的生产，封存了库存药品。5 月 14 日下午，齐齐哈尔市召开新闻发布会，宣布造成该事件的原因系齐齐哈尔第二制药有限公司在购买药用辅料丙二醇用于亮菌甲素注射液生产时，购入了假冒的丙二醇。同时宣布齐齐哈尔市食品药品监管局已对齐齐哈尔第二制药有限公司进行了全面查封，并立案调查，警方正在对药品采购、保管、检验等有关人员进行调查；江苏省食品药品监管局已采取措施对假丙二醇的源头进行了有效控制，贩卖假丙二醇的嫌疑人王桂平已被江苏省公安部门采取行政强制措施。5 月 22 日，据中山大学附属三院最新统计，目前确定齐齐哈尔第二制药有限公司生产的"亮菌甲素"假药造成的死亡人数已有 9 人。

思考：

齐二药事件对社会造成了什么危害？

点评：

事件发生后，温家宝总理批示要求，尽快查明真相，依法惩处违法犯罪分子，严肃追究有关人员责任。吴仪副总理等国务院领导连续多次作出批示，要求全面查封假药，迅速查清情况，积极救治病人。

事后齐二药事件的直接责任人、相关责任人虽然都受到法律制裁。但 9 条生命因治病而送了命已无法挽回，它牵扯的不仅仅是 9 个家庭的悲欢离合，还造成了一定程度上的社会恐慌心里，使一些患者形成了接受治疗的心理阴影，更对医药行业形成了诚信危机。

4. 医药行业产品的特殊性决定了其生产经营过程的严格性

药品到达患者手中是通过货币交换的形式，所以药品是商品，但药品的最终目的是治疗疾病、维护健康，它又是特殊的商品，所以生产、经营、消费都不能完全按照一般商品来对待。药品的特殊性主要指：

（1）使用上的专属性，表现在对症下药，一种药品对症治疗某种疾病，不能用其他药品替代。药品在使用过程中并非越贵越好，越新越有疗效。

（2）作用上的双重性，表现为药品有防病治病的一面，也有不良反应的一面，用药得当防病治病，解除痛苦；用药不当危害健康。例如镇静安眠类药物，适量服用有助患者睡眠休息，缓解焦躁情绪，但长期过量服用，就会形成药物依赖。又如2006年6月1日国家食品药品监督管理局宣布在全国范围内暂停使用和审批鱼腥草注射液等7个注射剂。鱼腥草本来是一种中药，加入到汤剂或制成口服剂具有清热解毒功效，但制成注射剂在静脉输液的过程中却多次出现不良反应，造成过敏性休克、全身过敏反应和窒息等，一旦抢救不及时的话，就会引起死亡，截止到2006年4月份已有222例严重的不良反应。

（3）质量上的重要性，表现为药品的质量必须符合国家规定的标准，这种标准是统一的唯一的依据。药品生产必须严格执行《药品生产质量管理规范》简称GMP、药品经营必须严格执行《药品经营质量管理规范》简称GSP。药品合格率必须是100%，没有等级之分，更没有等外品和处理品。药品质量检测必须由专业人员依据标准进行检测，合格才能保证疗效。2006年的"欣弗"（克林霉素磷酸酯葡萄糖注射液）事件就是一起严重的药品质量事件。

知识拓展

GMP：《药品生产质量管理规范》英文全称为 good manufacturing practice。GMP是在药品生产过程实施质量管理，保证生产出优质药品的一整套系统的、科学的管理规范，是药品生产和质量管理的基本准则。

GSP:《药品经营质量管理规范》英文全称为 Good Supplying Practice。GSP 是药品经营企业应在药品的购进、储运、销售等环节实行的质量管理，建立包括组织结构、职责制度、过程管理和设施设备等方面的质量体系，并使之有效运行。

 案例

劣药致人死亡

事件经过：2006 年 7 月 24 日，青海西宁部分患者使用"欣弗"后，出现胸闷、心悸、心慌等临床症状，青海药监局第一时间发出紧急通知，要求该省停用。随后，广西、浙江、黑龙江、山东等省药监局也分别报告，有病人在使用该注射液后出现相似临床症状。

7 月 27 日晚，国家药监局接到青海药监局报告，开始紧急处置，着手调查。

8 月 1 日，安徽省局报告，查清了两个批号的欣弗的批次、批量。监督企业抓紧收回工作。8 月 3 日，卫生部连夜发出紧急通知，要求停用"欣弗"。8 月 4 日，国家药监局发布紧急通知，并召开发布会通报最新情况，全国出现临床不良反应症状病例报告三十八例，涉及九个批号。同一天，卫生部新闻发言人表示欣弗事态比"齐二药"更为严重。

8 月 4 日，通报第一例死亡案例，哈尔滨一名 6 岁女孩因静脉点滴克林霉素导致死亡。8 月 5 日，全国不良反应事件报告 81 例，涉及 10 个省份。其中 3 例死亡。

8 月 15 日，国家食品药品监督管理局召开新闻发布会，通报了欣弗注射液引发的药品不良反应事件调查结果，安徽华源生物药业有限公司违反规定生产，是导致这起不良事件的主要原因。

截至目前，全国有 16 省区共报告欣弗不良反应病例 93 例；死亡 11 人。（摘自央视国际并删减）

事件原因："按照批准的工艺，该药品应当经过 105℃、30 分钟的灭菌过程。但安徽华源却擅自将灭菌温度降低到 100℃至 104℃不等，将灭菌时间缩短到 1 到 4 分钟不等，明显违反规定。样品经培养后，长出了细菌。带菌的药品用于人体后导致人高热和颤抖。

"问题药品出厂前为何没有检验出来"？因为按照生产工艺规定，每一批次的药品出厂前都要进行抽检，但灭菌不彻底的药品有可能没有被抽查到，导致问题药品和合格药品一同流向市场。

药监部门全力查控和收回流散到各地医院的 130 余万瓶"欣弗"药品。尽管并不是所有药品均不合格，但哪怕其中仅有一瓶问题药品，也可能对患者造成很大伤害。

思考

出现"欣弗"不合格药品的关键症结在哪里？

点评

"欣弗"事件告诉我们，药品质量责任比天大，药品是生产出来的，不是认证出来的。GMP 是一个综合系统，是一个动态管理过程，通过了 GMP 认证并不等于进了保险箱，关键是企业的各个环节、各个岗位上的人员要不折不扣的去执行这个标准。如果通过 GMP 认证的企业忽视质量管理，员工不按照标准严格执行，GMP 标准就是一纸空文，生产出的药品同样是不合格的产品，即使一瓶问题药流入市场，对患者也是 100% 危害，患者和购买者不具备对药品质量鉴别的能力，因此严格执行药品生产、销售质量规范，严把质量关必须成为医药企业和员工的自觉行为。

（4）药效上的时限性，表现为两个方面，一方面使用者防病治病时才购买服用药品，但医药生产和经销企业必须提前备药，只能药等人，不能人等药，这是一种社会责任；另一方面是指任何药品都有有效期，必须在规定期限内使用，过期即报废，决不能继续使用。过期药有的会失去治疗效果，延误病情，有的会发生化学反应，出现变质现象，变成劣药、毒药，危害人的生命。这就特别要求医药经销企业决不能因经济利益，出售过期药。

任务二 医药行业职业道德规范

医药行业职业道德规范，是医药人员在医药实践过程中处理个人与集体、与社会、与服务对象之间关系时，应遵循的行为准则，是医药人员在医药产品研究发明、生产经营、管理服务等实践中道德行为和道德关系的具体反映，是医药实践过程中社会需求的集中表现，主要内容可概括为：

1. 热爱医药乐业敬业

这是医药人履行职责，出色完成工作的前提，是医药职业道德的首要要求。一个人要干好本职工作，首先必须热爱这个工作，把职业视为事业，如此才能产生强烈的事业心和责任感。医药事业是伟大崇高的事业，医药从业人员的责任和使命是维护人类健康，从古至今医药人在社会中就颇受尊敬和爱戴，医药行业的发展也在为人们的延年益寿发挥作用，所以医药行业是关乎千家万户幸福安乐的行业，医药人是能够为百姓大众带来快乐，送去安康的使者。医药职业者在工作中不仅能实现自身价值，更能体会到济世寿人福泽百姓的幸福。

案例

热爱彝族医药事业心系人民健康福祉

楚雄州中医院离休中医、共产党员张之道，被人们誉为彝山"草药王"，他长期致力于彝药的研发，成为楚雄州屈指可数的彝族医药专家之一，被楚雄州委、州政府特聘为彝族医药顾问，2009 年，他被中央组织部授予全国"老有所为"先进个人荣誉称号。

1958 年，张之道被错划为"右派"遣送到乡村监督劳动。当看到当地群众缺医少药，倍受疾病折磨而痛苦不堪时，他立志自学中医和彝族医药，为当地老百姓做一些力所能及的实事。他一边接受劳动锻炼，一边自学中医基础理论知识，还先后拜当地有名望的老彝医为师，学到了彝族民间治疗各种疾病的方法和绝招，通过 20 多年孜孜不倦的学习、潜心实践和拜师学艺，张之道成长为一位名副其实的乡村医生，还办起了合作医疗站，自制多种彝药，为当地老百姓看病数十万人，没让国家和政府投资过一分钱。

1978 年张之道"右派"平反后，出任楚雄州药检所所长，他精心组织科技人员编写了我国第一部《彝药志》，这部著作填补了我国彝族医药没有彝族本草专著的空白。1985 年他调至楚雄州中医院工作，带领科技人员制作蜡叶标本 125 种 250 份，自备彝药 400 多千克，65 个品种，诊治病人 12586 人次，开展了彝族药治疗鼻咽癌、肺癌等肿瘤疾病的治疗和科研观察。

1987 年张之道因身体健康状况提前离休。但他离休不离志，仍然为云南省彝族医药工作而四方奔波。研制出"香藤戒毒胶囊"供强制戒毒所临床应用，2001 年张之道同志在有关部门和企业的支持下研究出的"彝心康胶囊"、"绿叶咳喘颗粒"、"茯蚁神酿"等先后被批准为国家准字号新药。

张之道从事彝族医药理论研究、彝族药材标准、标本库建设，参加《中国彝族药学》、《彝族药材标准》的编写，为彝族医药走出彝州、走向世界做出了巨大贡献。

1997 年 11 月 28 日中央电视台"东方之子"栏目播出了张之道同志从事彝族医药的专题报道，多家媒体报道了他的先进事迹。

思考：

张之道是离休干部，本可以颐养天年，但他为了彝药的发展不惜吃苦受累，支持他这样做的精神动力是什么？

点评：

著名的南丁格尔女士曾经说过"燃烧自己，照亮别人，无私奉献"，这正是张之道的人生信条和毕生追求。尽管辛劳的痕迹爬上额头和眼角，尽管已近八十高龄，但他对彝族医药事业的热爱依旧、奉献依旧，仍孜孜不倦地奋战在科研和临床一线，继续谱写着彝族医药事业的璀璨华章，迎接彝族医药事业蓬勃发展的明天。（摘自云南省政府信息公开门户网站《楚雄州》彝族先锋并改编）

热爱医药职业，是医药人对职业的一种情感、认同和归属，是忠于职守的基础，只有在热爱的基础上，才能激发浓厚的职业兴趣，焕发出对职业的崇敬。正如美国石油大王洛克费勒曾在信中告诫儿子："如果你视工作为一种快乐，人生就是天堂；如果你视工作为一种义务，人生就是地狱。"

2. 钻研业务提高技能

这是医药人履行职责，出色完成工作的基础，是医药职业道德的基本要求。钻研业务，掌握过硬的专业技能，提高职业能力，是每个劳动者对社会应尽的道德义务。知识是认识世界改造世界的武器，科学技术是提高生产力的第一手段，专业技能是从业者建功立业的核心条件。历史证明重视知识、加强学习、提高技能，社会就前进、经济就繁荣。行业的发展、个人的进步，取决于劳动者素质的提高。医药行业更是如此，医药产品是全球公认的特殊产品，医药产品技术含量高、生产工艺环节多、质量标准精确，医药行业服务的对象情况复杂、病情变化多样，服务要求也十分严谨，能否保证医药产品的高质性优，依赖从业人员的专业技术水平和职业道德水准。适应行业的要求医药从业人员应自觉养成钻研业务，提高技能的职业道德。

蓝领展辉煌

张秀生是天津中新药业集团股份有限公司第六中药厂一车间提取班班长、提取专业技师。

张秀生刻苦钻研技术，积极参与技术攻关，在速效救心丸提取工序岗位上，为了钻研技术和确保生产，他19年如一日撰写工作日志达63万多字，详细记录车间设备的运转情况、生产中的经验诀窍、设备隐患问题及解决方案等，是车间创新立项《研究回收药渣中乙醇的新方法》的主要完成人，该项目2008年将乙醇消耗率降低到历史最低水平，创效133910元。两年来他共提出"换循环水地下管路"、"用多能罐回收乙醇"等合理化建议 13 条，被采纳实施后为车间节材降耗、消除危险源发挥重要作用。参加车间 QC（质量管理）小组，2008 年成果《降低提取车间耗电量》获全国医药质协一等奖，并被中国质量协会评为全国优秀 QC 小组。

张秀生承担车间"导师带徒"项目，悉心传授多年来的工作技能和管理经验，经过他的言传身教，5 位徒弟成绩出色，为车间储备了合格的人才，他也荣获 2006 年度天津市劳动模范、2007 年度天津市"五一"劳动奖章、2010 年全国劳动模范称号。

思考：

张秀生无疑是一名成功的医药蓝领，他成功的"秘诀"是什么？

点评：

张秀生，一位普通的医药工人，身上却体现出工人阶级高尚的职业道德。他把刻苦钻研业务，努力提高技能，悉心传授经验，带出好的徒弟，看做是自己的工作职责，在平凡的岗位彰显了医药员工优秀的工作态度，他用过硬的技能和高尚的职业道德书写了医药蓝领的辉煌。（摘自人民网·天津视窗和《天津工人报》并改编）

"业精于勤而荒于嬉"，一个人的成功看似偶然，其实都离不开勤劳勤奋，都是以努力为基础的，青年学生更应该珍惜校园时光，利用一切有效资源学好专业，锻炼技能，打好职业基础。

图为：天津敬一堂药业公司、天津生物工程职业技术学院、天津药科中等专业学校、天津美伦敬一堂医药销售公司共同举办的专业技能大赛——蒙眼认药

3. 质量第一信誉至上

这是医药行业、企业持续发展的生命线，也是医药行业职业道德的核心内容。产品质量是企业的生命，质量的优势是企业最根本的优势，企业间的竞争除了以质取胜，还要树立企业的良好信誉，质量、信誉是相辅相成的，过硬的质量带来良好的信誉，社会对产品的美誉说明质量的可靠。市场中名牌产品虽然价格高，仍然销路好，企业效益也高，这就是产品质量、企业信誉所带来的效应。医药企业的信誉是建立在生产优质药品、

提供优质服务的基础上，具体表现为，保证医药产品的有效性、安全性、稳定性、均一性、经济性和外观性。优质产品、优质服务是通过每一道工序和每一个环节来保证的，任何一道工序、一个环节出了问题，都会影响产品质量和企业信誉，众人皆知的齐二药、欣弗事件已经说明了这一点。因此需要每一个从业人员都要树立质量第一、信誉至上的职业道德意识，从内心深处认同保证药品质量，必须重视医药职业道德建设。

天津中药六厂在质量信誉这一方面有着深深的体会，1983 年企业将速效救心丸推向市场，30 年来该产品始终畅销不衰，从一个产品带动了一个企业、一个剂型的发展，他们曾经系统总结过速效救心丸的成功经验，许多专业机构、行业专家也一同参与了调研、分析，大家一致认为速效救心丸的确切疗效和过硬质量是其 30 余年畅销不衰的根本保证，如果说速效救心丸先天占有的机理明确、疗效确切、剂型先进的优势是其打开市场大门的敲门砖，那么 30 年来企业对产品质量精益求精的不懈追求，则是其独领市场风骚的关键所在。

质量好、信誉佳企业就能发展，质量劣、信誉差也会断送企业。上海华联制药厂因生产数批次劣药甲氨蝶呤及阿糖胞苷，导致全国上百位白血病患者下肢伤残，企业也因此被依法吊销生产药品的资格。

药品质量差患者企业都受害

据上海市药监局向国家药监局的报告显示：上海医药（集团）上海华联制药厂生产的鞘内注射用甲氨蝶呤和阿糖胞苷药物损害事件，属于重大药品生产质量责任事故。上海华联制药厂在生产过程中，现场操作人员将硫酸长春新碱尾液，混于注射用甲氨蝶呤及盐酸阿糖胞苷等批号的药品中，导致了多个批次的药品被污染；华联制药厂有关责任人在前期的卫生部与国家药监局联合调查组调查期间，以及后期的公安机关侦察中，有组织地隐瞒违规生产的事实。

针对调查结果，上海市药监局向国家药监局报告，已依法吊销上海华联制药厂所持有的《药品生产许可证》，没收全部违法所得，并对其处以《药品管理法》规定的最高处罚。同时，上海市公安机关已对相关责任人实行了刑事拘留，并将依法追究其刑事责任。

卫生部门在事故发生后，为受害患者派出的神经内科专家诊断表明：混入长春新碱的甲氨蝶呤和阿糖胞苷注射剂，在注入患者体内后，对身体的中枢神经系统造成了严重损害，导致绝大多数使用问题药品的患者，下肢疼痛、麻木、继而萎缩，无法直立和正常行走。

事故发生后上海华联制药厂生产制剂楼已被查封，工厂全面停产，全厂几百号工人都已下岗回家。（摘自新京报并改编）

思考：

对照以上两个企业的做法，想一想保证药品质量我们应注重什么？

点评：

医药企业产品的质量、信誉就像一座大厦，企业的基本条件、基础设施、质量保证体系、管理制度、工艺操作规程标准等等都是建造大厦的材料，而职工是建造大厦的主体，职工对职业道德规范的认同、运用和自觉遵守，才是筑牢大厦的过程。

质量是信誉的保证，质量、信誉是医药企业的根基，失去根基就意味着无法生存，所以每一位医药人，都应把质量意识、信誉观念体现在医药职业活动的每一个环节中，形成职业道德的自觉行为。

4. 守法经营优质服务

这是医药行业职业道德的关键内容，也是医药人应尽的社会责任。医药行业虽然既有研发、生产又有批发零售，包括的职业岗位、工作内容多种多样，但守法经营、优质服务是任何一个岗位，都必须遵守的职业道德规范。因为医药行业是为人民服务的行业，为人民谋求健康是医药人的天职，更是医药事业发展的最终目的，医药行业这种救死扶伤，实行人道主义的社会福利性，决定了医药人必须懂法、守法，生产经营都要严格按照法律法规去做，国家政府为了保证医药行业的健康发展，制定了相应的法规，这是保护人民健康的法律依据，是对医药行业的法律制约，更是维护人民健康利益，为人民群众提供优质服务的根本保障，所以守法是为了提供优质的服务，服务人民必须建立在守法经营的基础上。天津瑞澄大药房连锁有限公司，在为津城百姓不断提供优质产品与专业服务的同时，就始终倡导并不懈践行着合法与诚信经营，对员工的职业道德教育突出了守法经营，优质服务，体现在了职业活动的过程之中。

 案例

专业、执着的服务，让顾客折服

瑞澄大药房紫金山路店的店员们正在忙碌地接待顾客，这时张先生急促的拿着一张中药饮片的处方拍到柜台上："请快一点，我有急事"。店员魏老师接过处方，认真地审了一下，产生疑问：难道真是出现了中药十八反的禁忌了吗？马上请药师再审，果然如此。一旁的张先生烦躁地说："就你们事多，我不是第一次抓这方子，已喝过好几付药了，不抓算了"说完张先生一把抓起处方转身就要走。"不行，您不能走"！魏老师严肃地说："今天一定要听我们讲一讲，中药有十八反，有配伍禁忌，让我们药师为您讲清楚"。张先生被魏老师的执着打动，安静地坐了下来，仔细认真地听药师讲解，频频点头，答应再请处方医生看一看。几天后，张先生高兴地再次来到店里，不断向店里的员工道谢。感慨地说："你们真好，是你们执着专业的服务，使我的家人没有误服有禁忌的中药，保证了我们的健康生活"。

2011 年瑞澄大药房紫金山路店被天津市食品药品监督管理局河西分局授予药品安全质量信誉保障 A 类示范药店。

思考：

从天津瑞澄大药房店员的工作态度、做法中你能体会到什么？

点评：

天津瑞澄大药房连锁有限公司药店的员工之所以能够在药品零售中，

为顾客提供专业优质的服务，源于企业日常严格按照GSP的要求加强管理和教育，他们"优质的产品，专业的服务，为您健康每一天"的经营理念的实现，是通过员工自觉遵守职业道德规范的途径来实现的。

知识拓展

中药十八反：十八反是中药配伍中的一种禁忌原则，主要是认为相反的中药配伍会产生毒性。其主要内容就是：甘草反甘遂、大戟、海藻、莞花；乌头反贝母、瓜蒌、半夏、白蔹、白芨；藜芦反人参、沙参、丹参、玄参、细辛、芍药。

药品是特殊商品，药品生产、经营企业必须将患者的身心健康、生命安全置于最高境地，所以，知法守法，高标准、高品质地位地为社会提供优质产品和服务，是医药企业和员工义不容辞的责任和义务。

5. 遵章守纪，确保安全

这是医药行业稳定发展的根本保证，也是医药行业从业人员必须牢记和自觉遵守的职业道德规范。医药生产销售需要有严格的生产经营秩序和劳动纪律，特别是随着医药事业的发展，各种新工艺越来越精细，生产的流程越来越来越规范，因此严格规章制度、一切按规程生产经营是维护生产秩序、确保安全生产、产品质量、患者安全的前提。同时安全生产不仅关系到人民生命财产安全，也关系到企业行业乃至社会的稳定和谐。医药行业是高危险性行业，一些药品的生产，涉及化学反应、发酵、提取等工艺，相应会产生一些易燃、易爆和有害气体，如果不严格执行操作程序，注意安全生产，就会出现事故。浙江新华制药厂就有过这样的教训。

案例

违规操作酿大火造成事故丧生命

2008年11月7日，浙江新华制药有限公司哌嗪回收车间离心机操作工皮香平、操作辅助工田忠在进行哌嗪回收离心操作。正常情况下一釜料需进行3～4次离心操作，当操作工皮香平完成第一次离心操作，关闭氮气保护阀门，用水淋洗后甩干，出料渣至车间固定放置点。当时皮香平看见田忠接着在同一台离心机上洗、铺滤布，进行第二次放料离心操作，这时皮香平去洗手间回来后上二楼操作平台看反应釜温度，上去不到2分钟，时间大约在7日0时30分左右，离心机发生爆炸，并引燃了从反应釜底阀放出的大量含哌嗪的甲苯溶液，火势迅速漫延至整个车间，火灾发生后，车间其他人员及时进行了疏散，清点现场人员，经核实后发现田忠失踪。在消防队员及企业内部义务消防队的共同努力下，于7日3时火势得到控制，到7日16时车间零星余火被全部扑灭。此次爆炸燃烧事故过火面积达960平方米，室内设备全部坍塌。现场明火被基本扑灭后，公司立即组织相关人员搜寻失踪田忠的下落，于11月7日9时左右，找到死者田忠尸体。这是一起生产安全责任事故。

事故后该厂受到了相应的处罚，职工本人也永远失去了生命。（摘自临海市安全生产监督管理局事故处理情况公布并节选改编）

在医药生产销售过程中违反操作规程，还会影响产品质量，直接危害使用者的健康。某药店管理松懈，年轻女营业员，化妆后上岗工作，假睫毛粘的不牢，在调剂中草药的过程中掉入药中，复核人员也未发现，患者家属在煮药时发现此物，非常气愤，要求索赔，万幸的是患者还没有服药，一旦服下，本就有病的患者后果怎样，意料不到。

思考：

你觉得我们在工作中的丝毫懈怠和半点马虎的后果意味着什么？

点评：

安全对于一个人意味着健康、生存；对于一个家庭意味着幸福、美满；对于一个企业意味着发展、壮大；对于社会意味着稳定、和谐。

重视安全就是珍惜生命、心系家庭、爱护企业、尽责社会。所以安全既是一种意识，更是一份责任，强化医药人员遵章守纪，确保安全的职业道德规范是医药安全的保证。

6. 积极探索勇于创新

这是推进医药行业发展的动力，是医药行业职业道德的关键内容。医药行业既是一个古老的行业，也是一个不断创新的行业。随着人类社会的不断发展，人们在享受社会物质文明和精神文明成果的同时，也遇到了越来越多的新问题，新的疾病的出现需要研究新的药品，原有药品剂型的改造、疗效的拓展、生产工艺的改进等等需要医药行业每一位员工认真学习，探索创新，适时推出推广新的科研成果、技术改造成果。特别是我国的医药事业与世界上先进的医药发展水平还有一定的距离，传统的中药生产工艺还需适应现代人们追求快速、简捷、经济、方便、舒适的生活方式的要求，每一位医药行业的从业者都应当具有不断探索，勇于创新的精神，这样医药事业的发展才会有不竭的动力。

案例

"速效救心丸"发明人——章臣桂

她是我国中药制剂现代化的领军人物，在国内外医药界享有很高声望。她研制的速效救心丸挽救了成千上万患者的生命，被广大心脏病患者赞誉为"救命丸"。

章臣桂，江苏江阴人，中共党员，1934年生。现任天津中新药业集团股份有限公司首席技术专家、终身高级顾问。

1958年，章臣桂从南京药学院毕业来津后，即投身中成药剂型改进和新产品研发事业，呕心沥血半个世纪，以十余项重大科研成果闻名全国。她始终扎根科研生产一线，一面刻苦钻研积累中医药理论知识，一面在实践中虚心向老药师请教掌握传统工艺，形成了"剂型的改进要为疗效服务"的创新思路，并对古老的中药制剂丸、散、膏、丹进行研究改进，推动了中药剂型变革的科研工程，从而成为天津中药生产企业科研队伍的带头人，并在全国同行业中处于领先水平。

1982年，章臣桂成功研制出我国第一个纯中药治疗冠心病滴丸制剂——速效救心丸。她从上百种活血化瘀药材中通过动物筛选处方，经过药理研究、先进的分离技术和多种工艺条件实验，以大量的临床验证取得科学数据，终于研制成具有速效作用、易被黏膜吸收、服用量小且便于携带的新一代中成药——速效救心丸。速效救心丸被国家定为全国中医院首批必备急救药品，列为国家级机密产品，并由此开创了滴丸这一中药创新剂型规模化、产业化的新篇章。速效救心丸近30年经久不衰，累计产值达百亿元，产品行销全国并远销海外。

章臣桂为我国中药制剂领域做出了很多重大贡献。20世纪60年代初，研制成板蓝根干糖浆，使板蓝根颗粒在全国畅销。80年代后期，将传统复方制剂藿香正气水改制成藿香正气软胶囊。90年代初，研制成功第二个中药速效制剂清咽滴丸，之后又攻关传统中药乌鸡白凤丸制剂，造福了广大患者。

章臣桂致力于研究改进中药饮片传统炮制工艺和扩大中药材药用资源。如对连翘、五味子、巴豆霜炮制工艺的研究改进，有关羚羊角塞与羚羊角的药用价值及疗效的突破性研究等方面，做出重大贡献。

担任总工程师期间，章臣桂在全国中药行业率先实施工业生产规范化管理，在全行业积极推行药品生产质量管理规范，培养出了一批既有理论知识又有实践经验的技术骨干。她高度重视科研队伍建设，培养了一批科研骨干和学科带头人。

章臣桂数次谢绝国外高薪聘请，矢志不移，为我国中药事业殚精竭虑，贡献卓著。（摘自渤海早报并改编）

思考：

医药的发展创新是无止境的，作为青年医药人应做好哪些准备？

点评：

中医药是中国的国粹瑰宝，为中华民族的繁衍、发展和壮大做出了不朽的贡献。章臣桂担当起了中医药传承的重任，将中医药的神奇疗效和现代制造工艺有机结合，推动了医药事业的发展，造福了人类，为企业创造了经济效益，为国家创造了社会效益。

当今世界，科技进步日新月异，知识创新迅速发展，必须把科技进步和创新作为企业发展的首要推动力量，把提高自主创新能力作为提高企业核心竞争能力的战略基点。

7. 提高认识，恪守机密

这是医药行业职业道德的重要要求，是必须加强的医药职业道德规范。保密工作历来是党和国家的一项重要工作，它直接关系到国家的安全和利益，关系到经济社会发展的进程更涉及企业的兴衰。随着信息时代的到来，各国经济技术飞速发展，国际上以经济、科技实力为基础的综合国力竞争十分激烈，保密工作的范围和内容不断扩大与深化，已涉及到各个领域，成为各行各业的一项重要规范，甚至每个公民，都需要不断提高保密责任意识，增强防范能力，自觉维护国家的安全和利益。近年来，国外医药界逐步意识到西方当代医药学的局限和不足，对传统医学和传统药物的需求程度越来越高。而且医药行业新药研究与开发也是一项高投入、高风险，研究期限长，效益反馈大但缓慢的复杂工程。医药知识产权的保护，越来越受到医药行业的重视，对某一产品的技术、工艺、材料、配方、构造、设计、用途、生产方法的保护也是对研发者、所有人的尊重和利益的保护，是对创造者积极性的激发鼓励，也成为医药从业人员的重要职业道德要求。但我国公民目前保密意识不强，对军事保密警惕性高，对经济保密警惕性低，例如，医药行业云南白药、片仔癀、六神丸的配方属国家绝密，速效救心丸配方属国家机密，这些都是国家保护的重点中药品种，有的是国家级非物质文化遗产，是医药员工应自觉提高认识保守技术秘密的。但一些人员有意、无意中确泄露了机密。

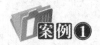案例①

意识淡薄泄露机密

1987 年，《工人日报》记者吴某在采访云南中医学院中药系主任×××教授后，发表了《他使民族医药的宝藏发出异彩》一文，文中提到×××说，云南白药的配方主药是×××、×××。国家医药局在此前"第一批科技保密清单"中，已将云南白药配方列为绝密，有"不参观、不介绍"的明确规定。×××身为中药系主任，云南药检所所长，在记者采访时透露云南白药的配方，泄露了国家秘密。他还因此发表有关云南白药的

论文，曾在印度召开的首届医药学术讨论会上获奖。（摘自沈阳市保密局《警钟长鸣》并改编）

 案例②

故意泄密自食恶果

天津市某中药厂技术人员谢某为制作贩卖假药分子提供属国家保护产品的配方和制作工艺，于 1995 年 3 月 22 日被天津市某人民法院以泄露国家重要机密罪依法判处有期徒刑 2 年。

1994 年 5 月制造贩卖假药分子黄某等人，找到当时任天津市某中药厂药剂师的谢某，提出让谢某传授制造某药品的方法，自行生产假药。谢某在接受黄某等人的宴请后，遂将药品的配方、生产工艺以及部分原料提供给黄某等人，并开列清单让黄等人购置生产工具和原料，随后谢某亲自操作并示范传授制作技艺。1994 年 5 月至 7 月间共非法生产、出售假冒的该产品 100 千克，非法获利 2.2 万余元。此后，黄某等人再次非法生产假冒该药品 30 千克并分装 4 万个药瓶，尚未出售便被公安机关抓获。随即成立了由国家科技保密办公室、国家保密局、市国家保密局、市科委组成的联合调查组进行更深一步的调查。后经该区法院周密细致的审理，确认谢某故意泄露国家保护的保密项目，已构成泄露国家重要机密罪，依法判处谢某有期徒刑 2 年，其余案犯受到法律制裁。

思 考

无意、故意泄密都会带来危害，特别是名誉、利益面前你能做到守口如瓶吗？

点 评

如果说这位教授的泄密属于保密意识差，是无意中的泄密，而这位技术人员则是唯利是图，目无法纪，职业道德丧失的故意泄密。案件中涉及的药品，是我国独有的科技成果，其配方和生产工艺等核心秘密一旦泄露，将危及我国在世界上技术的独有性，会给国家造成重大的经济损失，给企业带来不堪设想的后果。

以上案例暴露出在科技保密方面，医药工作人员存在的保密意识淡薄、职业道德缺失、目无法纪等问题。说明，随着社会主义市场经济体制的建立和医药行业对外交流，企业产品宣传的不断扩大，科技保密教育势在必行，提高认识，恪守机密必须成为每一位医药从业人员必须遵守的职业道德规范。

8. 甘于奉献不懈追求

这是医药人职业道德的最高境界，是医药行业在从业人员中大力倡导的职业道德规范，是医药人追求的职业道德目标。人类历史从蛮荒时期走进信息时代，社会的发展与人的发展相影随形。生产力在不断提高，人的道德境界水平也在不断提升，甘于奉献，不懈追求是一种道德的力量，一种先进的精神，它鼓舞着、激励着中华民族的进步和中国社会的发展。新的历史时期，构建社会主义和谐社会，更应该提升国人道德自觉，弘扬奉献精神。医药人的职业活动，不是简单地商品交换，而是为患者谋求健康、解除痛苦，这就注定了医药行业的从业者，要把奉献和追求，作为职业道德养成的最终目标，更要把这种追求化作实际工作中的具体行为。在天津医药界就有这样一位毕生奉献、追求者。

案例

生命铸就"药检长城"——天津市药品检验所所长高立勤

她用生命谱写了一曲奉献之歌，她用高尚的品德铸就起坚固的"药检长城"。天津市药品检验所所长高立勤，一个满心装着药检事业的一所之长，一个学术造诣深厚的药检专家，一个时刻维护百姓生命健康的"安全卫士"，一个尽显共产党员本色的党的女儿。

1998年，高立勤作为人才被引进到天津市药检所工作。从一线科室检验员做起，凭借强烈的责任心和精湛的业务技能，很快就被列为业务骨干。2007年6月，年仅38岁的高立勤被委以重任，成为全国最年轻的省级药检所所长。

她坚信只有不断提升自身的检验能力，才能为百姓把好用药安全关。《中国药典》是我国药品的最高标准。高立勤带领所内人员高质量完成了274个品种标准制订修订、234个品种复核以及7个附录的起草科研任务，所承担的《中国药典》2010年版品种数量位居全国第三。多年来，她主持修订了市药检所管理体系文件即《质量手册》和《程序文件》，使之成为日常检验工作的纲领性文件。

她深知严谨、求实和高度的责任心是做好药检工作的关键。所以在药检工作中，高立勤可是出了名的较真。她常说："药检工作是为药品监管提供支撑和依据，落脚点在于维护广大人民的生命安全，来不得半点马虎。"一次，在对我市某医院制剂审核时，高立勤发现处方原料里"硒"的含量偏高，但医院以没有合适的方法为由要求暂时不控制该项指标。高立勤憋足了一股劲儿，查阅搜集大量资料，最终证实：适量的硒对人体是有益，但如果硒的含量过高，则会对人体产生比较明显的副作用，甚至会诱发其他疾病。在科学依据和实证面前，院方最终采纳了她的建议。有的药品生产经营商，为了拿到想要的"满意"报告，时常以请吃饭、请旅游、请出国为诱饵，打出钱物攻势，有的甚至打匿名电话、发匿名短信恐吓。高立勤从来没有动摇过，她深知，恪尽药检职责是药检人员服务人民必须坚守的职业道德。

2009年5月，天津市某医院20多名病人在输液过程中出现发热反应。接到消息，市药检所立即启动应急预案，高立勤与同事们连夜奋战，仅9个小时就拿出了准确的检验结果，为妥善处理此事提供了科学依据。

2009年6月，天津市公安局机关送检的14种涉嫌出口假药案药品中有7个品种无法查到相应质量标准。在高立勤带领下，化学室技术人员参考国内外同类品种的检验方法，建立了7个产品标准，获得国家局批件。检验结果为打击假劣药物提供了有效的依据。在天津"药企人"心目当中，高立勤的名字已经成为药品质量和标准的代名词。

正人先正己这是她的座右铭，在家庭和药检事业的天平上，高立勤选择了药检事业。母亲离世、父亲生病、女儿上学她无暇顾及，而药企的产品质量、《中国药典》的翻译、科研项目的进展她一刻也不能忘。从检验员到复合型领导干部"年轻有为、勤奋好学、品德高尚、平易近人……"在同事们的眼中,高立勤是他们的姐妹,更是他们的榜样。

2010 年 7 月高立勤病倒了,病床上的她仍然没有休息直到生命的最后一刻。13 年呕心沥血、殚精竭虑、坚强的党性、高尚的品德、过人的毅力诠释出一名共产党员忘我奉献的优秀品质。(摘自天津日报报道并改编)

思考:

对于普通的医药职业者来说,职业奉献更多地体现在日常的、具体的职业活动中,我们如何将奉献品质充分发挥出来?

点评:

高立勤是医药事业中默默奉献、不期回报的高尚奉献精神的践行者,她为社会、为医药事业的发展,贡献了才华和生命,她的一生是奉献的一生、追求的一生,正是因为有了像高力勤这样的医药人,才铸就了医药药检事业的长城。

奉献、追求虽然是我们做人的最高境界,但不是高不可攀的,更不是要求所有的人都去牺牲生命。只要我们尽职尽责做好本职工作,不贪图安逸,追求高质量、高标准,也能脚踏实地奉献在岗位。

探讨与交流

结合所学的专业和自己的职业理想,五人组成一团队,探讨从业后医药行业职业道德的具体表现,并进行交流。

团队名称:	
热爱医药乐业敬业	
钻研业务提高技能	
质量第一信誉至上	
守法经营优质服务	
遵章守纪确保安全	
积极探索勇于创新	
提高认识恪守机密	
甘于奉献不懈追求	

模块四 医药职业道德修养

　　人品实现产品，产品体现人品，做药先做人，做人先立德。没有职业道德的人是做不好任何工作的，在现代社会中一个人的成功，非智力因素起着至关重要的作用，除了具有科学文化、专业知识、岗位技能外，加强职业道德修养，形成良好的职业道德品质更为重要。

　　在本模块你将接触到如下内容：

👉 学习目标

　　通过对医药职业道德修养重要性的理解，使学生认识到医药职业道德修养不仅有助于个人职业发展，更能净化医药行业风气，促进医药事业健康发展。达到培养起热爱医药的情感，自觉提升医药职业道德境界的目的。

学习内容

- 认识医药职业道德修养的重要性
- 了解医药职业道德境界水平的四个层次
- 掌握医药职业道德修养的内容和途径方法

任务一　医药职业道德修养非常重要

　　任何行业的从业人员，高尚职业道德品质都不是先天具备的，而是在长期的职业活动中经过自觉的陶冶、磨砺、修养而成的，医药行业也是如此。医药行业人员职业道德水平的高低既关系着从业个人的成长，更直接决定着医药行业风气的好坏和祖国医药事业的健康发展。

　　医药职业道德修养：是指医药行业从业人员，在职业活动中，按照医药行业职业道德规范，在职业活动中所进行的自我教育、自我改造、自我完善，使自己形成良好的职业道德品质，达到较高的职业道德境界。

　　1. 加强医药职业道德修养，是医药人成长成才，成就事业的重要保证

　　当今社会人们从事一定的职业既是一个人谋生的手段，更能使人们在职业劳动中体会到自身存在的意义和为他人、为社会做出贡献的人生价值。从一般意义上讲，人都具有得到肯定，受到尊重的需要，干好工作，成就一定的事业，是每一位从业者，特别是青年人所向往和追求的。

医药行业是研发、生产、销售特殊产品的行业，更需要从业人员严格按照医药职业活动中的具体规范，自觉地要求自己按标准去执行和落实，时时事事不放松、不迁就，才能养成良好的医药职业行为习惯，也才能在平凡的岗位上创造出骄人的业绩。

案例

平凡岗位铸辉煌

张琳琳是一名 23 岁的山东姑娘，2005 年来京工作，在药店柜台做营业员。经过 5 年艰苦努力，从一个不懂药学的门外汉历练成行业内营业员的模范代表，先后被评为"首都十大文明礼仪服务明星"、"首都文明职工"、"微笑服务大使"。

刚参加工作时，业务水平低，她就把剩余的工资全部用于购买业务书籍，没日没夜地学习。不到半年，张琳琳已能在药店营业员的岗位上独立工作，很快成了店里的销售明星。作为药品这种特殊商品的销售人员，她深知自己所从事工作的重要性，除了热情服务，还主动了解顾客的身体状况，为他们提供安全、有效、价廉质优的药物，同时向顾客详细讲解药物的功效、用途、用法用量及注意事项和副作用，细致入微的服务使顾客感到非常贴心。

永安堂百草药店位于北京王府井大街，外国顾客非常多，但营业员都不懂英语，很难为外国顾客服务。张琳琳作为店里最年轻的营业员，做出了一个大胆的决定，从零开始学英语，她没有钱去上学，就自己买英语书、跟着磁带背诵。一个月后她便能在柜台前与外宾简单交流，不到一年已能用英文与外宾交流。接着她又学习中药文化，专业英文。2008 年，北京举办奥运会，开幕的前一天，美国强生公司财务总监 Alex Gorsky 带着强生公司团队光临药店。他久闻中医药的博大精深，专程上门请百草药店著名中医大夫把脉诊病。大夫经过把脉很快便掌握了这位美国总监的身体情况，并把诊断结果详细地告诉了强生公司的随行翻译，但由于大夫说了太多的中医专业术语，翻译不知道怎么译。张琳琳站了出来，轻松地将把脉结果翻译给了 Alex，Alex 一方面感叹于中医问诊的神奇，另一方面更对中国营业员专业的英语水平和广博的医学知识感到惊喜。他佩服地向大夫和张琳琳竖起了大拇指，用标准的中文说"好！好！"。张琳琳为解决所有营业员都能为外宾服务的问题，还制做了很多精美的小卡片，上面打印着中英文对照的药店常用会话，外宾来了看着小卡片，直接指向自己要表达的意思，营业员再拿来药学专业中英文词典，请外宾找到自己所需药品或所患疾病的英文名称，便能准确无误的为外宾提供服务了。（摘自北京东方信达资产经营总公司网并改编）

思考：

张琳琳成长成才的过程说明了什么？

点评：

张琳琳一个普通的营业员，在平凡的工作中却有出色的表现，不仅练就了精湛的服务技巧，还树立了全心全意为顾客服务，为患者着想的精神，赢得了社会的认可，顾客的尊重。其根源就是她具有高尚的医药职业道德修养。

2. 加强医药职业道德修养，可以提升医药人员职业道德境界，净化医药行业风气，树立良好医药形象，促进医药事业健康发展

一个行业的职业道德状况，往往通过每个从业人员的职业道德修养程度表现出来。医药行业的风气是医药职工道德水平和道德风貌的总体现。

案例

药品经销代表勇揭行业黑幕

山西一位姓陆的药品经销代表良心发现，辞职后找记者披露了药品经销回扣的重重黑幕。

谈及药品"回扣",陆先生特别气愤。他说,做了三年药品经销代表的他一直不太在意药品"回扣",直到几天前在省城一家医院遇到外地来治病的一位妇女才大吃一惊。这位妇女因无法支付高昂的药费不得不中止治疗,眼泪汪汪地离开医院。而这位妇女服用的药品中,就有他经销的药,而药价因多方"回扣",已比出厂价高出几倍。回到家里,他十分难受。"靠喝患者的血过日子,我无法忍受!"第二天,他愤然辞去某药厂药品经销代表的职务。

他说,初做药品经销代表时,曾聆听过经销"诀窍":一种新药品上市要想到患者手中,必须将进攻目标锁定在医院。在医院中起码要闯过四关,即药剂科、科主任、药事委员会和医生。陆先生说,闯这些"关"都得投资,数量从几百元、上千元到上万元不等。这样一来,一瓶出厂价还不到 15 元的药,到医院的药房里就要卖百十元了。

这位药品经销代表说,现在国家严格控制药品"回扣",故"回扣"多以其他的形式出现,纪检部门要想查处,还很难查清楚!但药品经销代表都有一本"回扣"账,而医院方面的人都会按"约"来经销代表处领"回扣"。

这位经销代表要记者提醒患者,就医时并非药价越高越好。

思考:

药品"回扣"的危害有哪些?应如何看待?有什么治理建议。

点评:

药品"回扣"现象说明医药行业中确实存在着一些风气不正的现象,药品"回扣"抬高了药价,侵害了消费者利益,扰乱了医药商品的市场秩序,对行业和社会风气影响很大,是令人深恶痛绝的。这与从业人员职业道德缺失有很大关系,所以必须加强医药职业道德建设,提升医药人员职业道德境界水平。

由于每个人生活的环境,受教育的程度,成长的过程,千差万别,使人们对职业性质、作用,对职业的兴趣、热爱的认知向往程度都有所不同,因此表现出的职业道德境界水平也是参差不齐的。按照职业行为表现，一般来讲分为四个层次。

（1）无私无畏，毫不利己，高风亮节的医药职业道德境界　这是医药行业最高的职业道德境界，也是从医从药人员应毕生追求的正确目标，能够达到这一境界，对医药行业、对整个社会的从业人员都具有引领和示范作用，是医药行业必须弘扬和光大的。处于这种医药道德境界的人，一切言行都能以是否有利于集体为原则，他们总是对人民极端的负责，把医药事业作为自己的事业，是医药职业道德的楷模，他们的行为是令人叹服和感动的。陈晓兰就是具有这种道德境界的人。

案例

坚守医德 无私无畏

陈晓兰，一位可敬的医生。从 1996 年对劣质药品的举报以来，她曾 32 次自费进京，向国家药品监督局等部门反映上海部分医疗机构存在"使用假劣医疗器械"问题。为了获得证据，她不惜亲身试用这些有可能危害健康的器械，哪怕丢掉了工作，受到人身威胁，她也不言放弃。在医疗机构中坚持打击假冒伪劣药品、非法医疗器械九年不辍，在她的推动下，国家专门多次下发文件，取缔和查处了七种一度使用很广的伪劣医疗器械和治疗方法。她欲以自己的生命捍卫视为生命的——医生的天职！她的心愿是：为人们留下一个安全的医疗环境！这位女医生，被称为时代的精卫鸟。陈晓兰，2007 年度入选《感动中国》十大人物，感动中国组委会授予的颁奖词是：虽千万人，吾往矣！曾经艰难险阻，她十年不辍，既然身穿白衣，就要对生命负责，在这个神圣的岗位上，良心远比技巧重要的多。她是一位医生，治疗疾病，也让这个行业更纯洁。（摘自百度网并修改）

思考：

从陈晓兰的身上我们能看到什么样的道德品质？

点评：

一个柔弱的普通女医生是什么力量支撑着她同不正之风做不懈斗争？

唯一能解释她的行为的就是她内心的信念，他对职业的责任感和道德感。

（2）先公后私，先人后己，自我约束的医药职业道德境界　这是医药行业较高的职业道德境界，较多医药人员都具有这样的境界，他们在各种制度和道德规范的约束下，树立起了做药先做人，做人先立信的医药职业理念。具有这种职业道德境界的医药人员也追求正当的个人利益，但在需要的时候能牺牲自己的利益，去维护集体的、人民的利益。

（3）追求个人正当利益，利己不损人的医药职业道德境界　这是医药行业最基本的职业道德境界，在商品经济的现实社会中，处于这种境界的医药人也具有一定的数量，他们以追求个人正当利益为目的，但同时又不伤害别人和集体利益。他们所信奉的基本原则是奉公守法、劳动致富，把工作作为谋生的手段和渠道。但处于这种道德境界的人容易动摇分化。如果不进行有效的教育，势必会有一部分人抵制不住金钱、利益的诱惑，而滑入极端自私自利的境界。医药行业的职工，特别是即将成为医药行业职工的学生，应自觉向更高的职业道德境界发展，抵制金钱、利益的诱惑，正确处理义和利的关系。

（4）个人主义至上，自私自利，见利忘义的医药职业道德境界　这是医药行业中一种极为卑下、极端自私、腐朽的职业道德境界，对医药事业的危害极大。处于这种职业道德境界的医药人是极其少数的，他们缺乏医药人应有的良心和责任感，对道德修养问题抱有无所谓的态度，一切行为都以是否有利于自己的私利为转移，活动的唯一动机和目的就是不择手段谋取私利，为了达到这一目的甚至可以违法违纪，不顾人民的生命安全。这是医药行业中的"毒瘤"必须革除。

2012年4月15日，央视《每周质量报告》播出节目《胶囊里的秘密》，曝光河北一些企业用生石灰处理皮革废料进行脱色漂白和清洗，随后熬制成工业明胶，卖给浙江新昌县药用胶囊生产企业，最终流向药品企业，进入消费者腹中的，记者调查发现，9家药厂的13个批次药品所用胶囊重金属铬含量超标。其根本的原因就是利益的驱动，道德的丧失。毒胶囊生产现场。

我国医药事业的发展，需要合格医药人才的支撑，合格的人才是德、才、学、识、体的统一，其中德为首，一个人有了德，才能把他的才思学识充分地发挥到为人民、为社会服务中去。正如医药企业普遍提倡的做药先做人，做人先立德。通过职业道德建设，医药人的职业道德修养境界，必将渐次提高，从而促进医药行业良好形象的树立和医药事业的健康发展。

任务二　医药行业职业道德修养的内容和方法途径

1. 医药行业职业道德修养的内容

医药职业道德修养包括医药职业道德意识和医药职业道德行为的修养。医药职业道德意识属于主观方面，体现着医药人对医药职业道德活动及其道德关系的认识和理解，主要包括医药职业道德知识、医药职业道德情感、医药职业道德意志、医药职业道德信念等方面。医药职业道德行为的修养，是医药职业道德规范转化为职业道德活动的具体体现，是医药人职业道德意识养成成果的展现和强化，二者是一个问题的两个方面，是有机的统一体，只有医药职业道德的意识不断加强，才能指导人们的行为有正确的目标和方向，反过来，具备了良好的医药职业道德行为，也会使医药人更加进一步体会到加强医药职业道德知识学习、情感培养、意志磨练、信念巩固的重要性，形成一个良好的循环，在这一循环过程中，使医药职业道德修养水平逐渐提升。

2. 医药行业职业道德修养的途径方法

（1）勤于学习，善于思考　人的一生是一个不断学习思考、不断提高的过程，学习思考有利提高思维层次、加强道德修养、提升人生境界，形成崇高的思想品德、高尚的道德情操和特有的人格魅力。提高医药职业道德水平需要学习的内容很多。

首先，要学习马列主义、毛泽东思想、邓小平理论、"三个代表"重要思想和科学发展观理论，只有学习和掌握了科学理论，才能坚持职业道德修养的正确方向。

其次，要学习医药职业道德基本理论和原则规范，明确医药职业道德的目的、重要性，才能提高医药职业道德修养的主动性和自觉性，培养起相应的职业道德情感、意志、信念，形成良好的医药职业道德行为习惯。

第三，还要学习医药文化传统，继承和弘扬其精华。我国医药文化历史源远流长，形成了许多优秀的医药职业美德，是现代医药人必须发扬和光大的。远古就有神农尝遍百草，为的是以身试药，疗民疾，拯夭亡，这是最早的医药先人奉献精神；我国医药同源在以后的发展过程中，医药学家倡导赤诚济世，仁爱救人，认为医药是为救人活命的，是一项神圣的事业，这期间先后出现了张仲景为解除百姓病痛，行医施药，孙思邈公开药房方便病人，江南名医费伯雄强调学医目的是治病救人，不能贪财图利等等，历代医药学家都特别强调一视同仁，认为病者无高低贵贱之分，都要全力医救，在医术上医药先辈更是勤奋不倦，治学严谨，认为医药人员要博学、精通、专约，要刻苦钻研，精益求精，要知难而进，持之以恒。

明代医药大家李时珍对症用药就表现了严谨的工作态度和精益求精的工作方法。

案例

对症用药——李时珍用药趣谈

有一天，明朝著名医药学家李时珍先后为两个病情相同的病人开方，待病人走后，他的学生不解地问老师："刚才两个人都是发热怕冷，为什么你对那个老人用药轻，而对那个小孩用药量反而重呢？"

李时珍笑了笑说："那个老人已是风烛残年，他反复说自己病重难好，回去后必定会多喝药汁，药量轻些反倒合适，而那小孩年幼无知，刚才看他烦躁啼哭，等到大人喂药时想必哭哭闹闹、撒撒泼泼，能喂进多少呢？所以药量自然要大些。俗话说：'十个病人十个样'，可不能一样对待啊！"

成人药量大、小儿药量小，这是常理，反其道而行之，是一件趣事，但经过李时珍解释却趣得合理，这对那些纸上谈兵，不懂权变的医生倒有些启迪作用。（摘自中国医药报）

思考：

如何将专业要求与医药职业道德有机结合？

点评：

中华医药是我国各族人民在几千年生产生活实践和与疾病做斗争中逐步形成并不断丰富发展的医药科学，为中华民族繁衍昌盛做出了重要贡献，对世界文明进步产生了积极影响，从中既有许许多多宝贵的精神财富和医药研究成果，更有无数医药家为之毕生追求和献身的感人记载，是现代医药人必须认真学习和继承弘扬的。

（2）知行结合，重在践行　高尚的医药职业道德是在长期的医药实践中逐步形成和发展的，医药实践是医药人高尚职业道德品质养成的源泉，也是进行职业道德修养的目的和归宿。在医药实践中学习掌握医药行业职业道德理论和知识，并认真加以体会、消化，转化为高尚的医药职业道德行为，言行一致、身体力行，再自觉地通过医药职业实践、社会实践来检查发现自己职业道德认识中的错误、职业道德品质上的不足，从而自觉主动地克服和改正一切不道德的思想和行为，在医药实践、社会实践中锻炼自己，陶冶自己，完善自己，最终完成职业道德品质的提高。

广州医药集团把"药品质量体系"与"职业道德机制"无缝对接，就结出了文明硕果。多年来，广药集团把做"放心药"作为职工职业道德建设的切入点，强化职业道德作为企业经营管理重要宗旨的意识，狠抓以"质量第一"为首要内容的职业道德机制建设，使之贯彻在生产和管理的各级层次、各个环节，形成目标明确、组织严密、运转高效的职业道德建设机制，并创造性地与广药集团在全国率先推出的"五级质量保障体系"实现紧密结合和无缝对接，全面覆盖"企业决策层、原料供应层、质量管理层、生产操作层、售后服务层"等五个层面，纵向到底，横向到边，实现了全员、全岗位、多层次、立体化、环环紧扣、密不可分的二大系统交叉、渗透、融合、创新，努力生产让人民群众"买得放心、吃得安心、用得舒心"的药品，经过多年的努力，取得了卓著成效。"责任广药"、"质量广药""放心广药"、"道德广药"的良好形象得到了社会公众的好评。

成为全国职业道德建设先进单位。

(3) 提倡"慎独",从细微处着手 "莫见乎隐,莫显乎微,故君子慎其独也"。"慎独"。就是指,个人在独处时,有做坏事的条件,并且做后也不会被人们发现,但依然坚守自己的道德信念,坚持做好事不做坏事。职业道德修养的突出特点是个人自觉性,因而最讲"慎独"。在职业活动中,能不能"慎独",这是个考验。

职业道德修养要求"慎独",要从细微处着手,是因为高尚的职业道德品质是经过日积月累逐步培养起来的,是从一个积小善为大善的修养过程。无数事实证明,优良的职业道德品质是由小善积累而成的,是从一件件具体的事开始培养的;不良的职业道德品质是由小恶积累而成的,是从细小的恶行起步的。

医药产品生产专业性、技术性、安全性强,需要若干道工序,每一道工序的具体要求各不相同,大都是在无人监督的条件下进行生产,这就决定了医药工作者更应该要做到"慎独"。事实已经证明,做到"慎独"是医药人提高职业道德修养的有效途径,更是医药行业企业立于不败之地的有效方法。有着300多年历史的同仁堂的堂训戒律:求珍品,品味虽贵必不敢减物力;讲堂誉,炮制虽繁必不敢省人工。"修合(制药)无人见,存心有天知"实际上也印证了这一点。

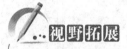

视野拓展

同仁堂轶事

在同仁堂,诸如"兢兢小心,汲汲济世";"修合(制药)无人见,存心有天知"等等戒律、信条,几乎人人皆知。如果谁有意或无意违背这些信条,他不仅要受到纪律的制裁,还将受到良知的谴责。一位同仁堂的老职工回忆说,同仁堂炒炙药材,规定操作人员必须时刻守在锅边。细心观察火候,不时翻动药料。在他刚到同仁堂时,由于对这一要求的真谛认识不深,一次,他装料入锅后暂时离开了一会儿。老师傅发现后,大发雷霆:

"像你这么干，非砸了同仁堂的牌子不可！"全组6个人，挨着个地数落他。此后几十年中，他当班作业总是"兢兢小心，再也不敢有丝毫马虎，从未出现过丝毫纰漏"。在生产药品与保证质量之间，形成了一双无形的大手——同仁堂的堂训，一双约束同仁堂人的训条。 （摘自 www. snut. edu. cn/glixi/zpaul/al/al－tongren 并改编……2005－5－18－百度快照）

（4）模范人物引领，发挥激励作用　医药职业道德榜样是医药行业职业道德的人格化，它具有直观性和形象性，能够增强道德教育的感染力、吸引力和实效性。他们就生活在我们身边，和我们几乎有着相同的经历，榜样其人有血有肉、榜样事迹情真意切。江西樟树医药集团董事长郭新民的所作所为，成为医药人的骄傲，为我们树立了榜样。

案例

医药人的骄傲——郭新民演绎道德人生

从赣江漩涡中救人献身的"偶然"举动，到人生路上平凡小事的种种善举，生前为江西樟树医药集团董事长郭新民的先进事迹，让我们感受到一名充满爱心、责任感和道德感的普通人的伟大。

2007年8月30日清晨，郭新民像往常一样来到樟树大码头附近的赣江游泳锻炼。

6点30分左右，停靠在大码头一侧的运砂船突然启动。江水暗藏的洄流，加上螺旋桨飞速旋转在水下悄悄形成了巨大漩涡。正在这时，3名妇女却向江中游去，当她们意识到危险时，为时已晚。

听到呼救声后，郭新民和同伴以最快的速度游去。在一名妇女被郭新民的同伴救上岸时，另两名妇女却完全卷入漩涡，殷红的鲜血开始在水面扩散。面对危险，郭新民来不及思索，一头扎入水中，两名受伤妇女被相继推出水面，郭新民却再也没能游出水面。

数小时后，被打捞出水的郭新民让人目不忍睹，全身伤痕累累，失去生命的他，双手却仍然保持着救人的姿势。

救人举动看似偶然，但对郭新民来说却是必然的。

从学徒工到董事长，在他的人生历程中，位子虽然变了，但一以贯之的责任感和崇高道德品质依旧。

在生产经营中郭新民经常告诫职工，做药就像做人，一定要讲良心。2007年上半年，香砂养胃丸中的原料香馥了标准与国家新标准不同，客户退回了21万元的货。有人主张重新加工上市，郭新民却主张销毁。于是，21万元价值的香砂养胃丸付之一炬。烧掉的是金钱，留下的是对人民的责任和企业对社会的信誉。在一些医药企业掺杂使假、逃税漏税，昧着良心做药时，郭新民将良心和诚信融进了每一味药。生产投料时，严格按工艺标准操作，就算差一两、一钱都不行，不能让百年樟树的老字号失信于人。也正是这份良心与诚信，使郭新民带领的樟树医药集团不断壮大。

工作中他坚持"职工吃三分苦，我就要吃得起七分苦。"他与老药工一起进深山采药一呆就是三个月；为了"蛇胆川贝液"的研制生产，他跑原料、跑市场，甚至在其他企业门外连蹲4天；在企业改制的过程中，他想办法找出路绝不丢下一个职工，因为他深谙："人是企业最宝贵的财富，'企'字人在上，无人则止"。当同行企业有困难求助时，他毫不犹豫地提供厂房、设备和人才支持，解决"燃眉之急"。在别人眼里，同行是冤家，但在郭新民眼里，同行是'亲家'，这就是他让人不得不佩服的做人'境界'。

生活中郭新民把员工当亲人，关怀常在细微处。职工孩子上学有困难他送去学费；职工生病他帮忙联系医院；药工孩子患了肾病他寻找肾源；老职工家里住房紧张，他帮助解决。而对自己的亲人却公私分明，当官不索取，绝不徇私弄权。在樟树医药集团，记者听得最多的一句话就是"把员工当作亲人，心里装着群众"。一桩桩、一件件，细小平凡的事，凝聚了郭新民"仁义、宽和、诚信"的品格，也彰显了当代企业家坚守道德良知和强烈社会责任感的开阔胸襟。

他把热爱和责任洒向职工和社会，回报他的是无数的崇敬和荣誉。然而，"全国医药行业优秀思想政治工作者"、"全国中药行业优秀企业家"、"江西省劳动模范"、"江西省优秀企业家"等耀眼的证书，却被他默默地锁进了抽屉。我们为有这样一位伟大的医药人而感到无上的骄傲和自豪。

（摘自网易轻博客和大江网报道改编）

思考：

学习了郭新民的事迹，你有怎样的心灵启迪？收集1~2篇身边的先进人物事迹。

点评：

郭新民——高尚人格魅力和道德修养光彩四射的一生，他的事迹给我们深刻启迪，更会激励着人们正确地处理义与利、个人与集体、奉献与索取之间的关系，也将教育每一个医药人，把个人的生活实践和理想追求，同推进医药事业健康发展紧密地结合在一起。

职业道德榜样虽然事迹不同，但都以自己坚定的理想信念、高度的责任感、崇高的精神境界和高尚的道德情操，诠释了我们社会的主流价值、职业道德规范的价值理念。学习职业道德榜样，就是要挖掘他们这些思想与精神，用其来指导自己的工作，久而久之形成内心信念，再将内心信念化作自觉行动，这就是职业道德境界提高的过程。

 思考与辨析

阅读以下两个材料，各组进行讨论，从职业道德的角度谈一谈你们的看法。

材料一：杏林春暖

董奉，字君异，福州人，与当时的张仲景、华佗齐名号称"建安三神医"。在诸多有关董奉传奇般的事迹中，最有影响的乃是他在庐山行医济世的故事。据《神仙传》卷十记载："君异居山间，为人治病，不取钱物，使人重病愈者，使栽杏五株，轻者一株，如此十年，计得十万余株，郁然成林……"董奉曾长期隐居在江西庐山南麓，热忱为山民诊病疗疾。他在行医时从不索取酬金，每当治好一个重病患者时，就让病家在山坡上栽五颗杏树；看好一个轻病，只须栽一颗杏树。所以四乡闻讯前来求治的病人云集，而董奉均以栽杏作为医酬。几年之后，庐山一带的杏林多达十万株之多。杏子成熟后，董奉又将杏子变卖成粮食用来赈济庐山贫苦百姓和南来北往的饥民，一年之中救助的百姓多达二万余人。

材料二：最昂贵的死亡

74岁的翁文辉生前是哈尔滨市一所中学的离休教师。一年前，被诊断患上了恶性淋巴瘤。2006年6月1号，他被送进了哈尔滨医科大学第二附属医院的心外科重症监护室。老人住院67天，住院费用总计139.7万元。病人家属又在医生建议下，自己花钱买了400多万元的药品交给医院，作为抢救急用，合计耗资达550万元。高昂的医药费并未能挽回病人的生命（以上来自搜狐网并改编）此事件被曝光后有关部门相继介入调查，经调查联合调查组对哈尔滨医科大学附属第二医院天价医药费案作出处理结果，哈医大二院被中止三级甲等医院称号一年，责成该医院向患者家属退还违规收取的费用，并向患者家属赔礼道歉，医院院长、党委书记等主要领导被撤销职务，相关人员也受到不同处理。

项目二　医药行业职业生涯规划

"如果你不满意现状，就应该反省三年前的人生规划。

——岳峰

对于职业生涯的合理规划对于人的一生至关重要。科学、合理的规划是迈向职业生涯成功的第一步，如果在初期没有作好自己的职业生涯规划，就无法在求职路上或工作岗位上同那些事先做好规划的人竞争。社会上相当多的一部分人是在自己步入中年的时候，鉴于自己职业生涯中遇到的种种困境，觉得为时已晚，于是将自己未实现的职业理想寄希望于下一代，正如很多人所说的：我的职业选择一半是由父母决定的。如果在你即将走上工作岗位的时候，有前辈或老师给你一些建议，分享别人的成败经验，那么你就可能会少走很多弯路。本部分将针对医药专业学生在职业生涯规划过程中遇到的困惑结合一些真实案例进行解释，为你在医药行业有一个好的发展提供一些参考。

模块一　职业生涯概述

在社会未步入工业化以前，尤其是在手工业为主的社会时期，行业分工有限，工作过程也相对简单，通常的职业技能都是以家族传承或师傅带徒弟的形式来学习。自工业革命之后，科学技术突飞猛进，机器设备日新月异，而生产过程也日渐复杂，品种和产量也大大的增加。因此，社会分工更加的复杂化与专业化，正所谓敲锣卖糖，各干一行。那种凭借以往经验，依靠父母，师友来传授职业技能进而通向成功的的案例已经越来越少，因为很难有人对于某个职业具有如此专业化、系统化的知识和不断学习的能力，诸如此类的问题在当今社会已经逐渐显现。因此，针对学生开展职业生涯教育就成为学校的一项基本使命。对学生而言，职业选择是否适当，将影响其职业生涯的始终以及人生的幸福；对社会而言，个人择业是否适当，能决定劳动力市场的供给是否平衡。职业生涯是否顺利和成功，对个人和社会来说都有极大的影响和作用。

在本模块你将了解到如下内容：

☞ 学习目标

　　通过对职业生涯规划含义、意义、阶段的理解，使学生得到关于自身职业发展的轮廓和方向的概括性认识，明确职业生涯规划是个人职业理想实现、企业人才开发，社会人力资源合理运用的重要手段和措施，达到自觉将个人的职业发展与社会发展统一起来的目的。

学习内容

- 了解什么是职业生涯规划
- 理解职业生涯规划对职业发展的重要意义
- 了解职业生涯发展阶段及每个阶段的特征

任务一　了解职业生涯规划及其对职业发展的重要意义

职业生涯就是一个人的职业经历，它是指一个人一生中所有与职业相联系的行为与活动，以及相关的态度、价值观、愿望等连续性经历的过程，也是一个人一生中职业、职位的变迁及工作、理想的实现过程。职业生涯是一个动态的过程，它并不包含在职业上成功与否，每个工作着的人都有自己的职业生涯。人的职业生活是人生全部生活的主体，在其生涯中占据核心与关键的位置。人们一生的职业历程，有着种种不同的可能：有的人从事这种职业，有的人从事那种职业；有的人一生变换多种职业，有的人终身位于一个岗位上；有的人不断追求、事业成功，有的人穷困潦倒、无所作为。造成人们职业生涯的差异，有个人能力、心理、机遇方面的问题，也有社会环境的影响。

人的一生，包含少年、成年、老年几个阶段，成年阶段无疑是最重要的时期。这一时期之所以重要，是因为这是人们从事职业生活的时期，是追求自我、实现自我的重要人生阶段，是人生全部生活的主体。

职业生涯规划是指个人和组织相结合，在对一个人职业生涯的主客观条件进行测定、分析、总结研究的基础上，对自己的兴趣、爱好、能力、特长、经历及不足等各方面进行综合分析与权衡，结合时代特点，根据自己的职业倾向，确定其最佳的职业奋斗目标，并为实现这一目标做出行之有效的安排。

职业生涯这个概念的含义曾随着时间的推移发生过很多变化。在70年代，职业生涯专指个人生活中和工作相关的方面。随后，又有很多新的意义被纳入到"职业生涯"的概念中，其中甚至包含了生活中关于个人、集体以及经济生活的方方面面。

从经济的观点来看，职业生涯就是个人在人生中所经历的一系列职位和角色，它们和个人的职业发展过程相联系，是个人接受培训教育以及职业发展所形成的结果。职业生涯是以心理开发、生理开发、智力开发、技能开发、伦理开发等人的潜能开发为基础，以工作内容为确定和变化，工作业绩的评价，工资待遇、职称、职务的变动为标准，以满足需求为目标的工作经历和内心体验的经历。职业生涯是人一生中最重要的历程，是追求自我实现自我的重要人生阶段，对人生价值起着决定性作用。

个体职业生涯规划并不是一个单纯的概念，它和个体所处的家庭、组织以及社会存在密切的关系。随着个体价值观、家庭环境、工作环境和社会环境的变化，每个人的职业期望都有或大或小的变化，因此它又是一个动态变化的过程。对于个体来说，职业生涯规划的好坏必将影响整个生命历程。我们常常提到的成功与失败，不过是所设定目标的实现与否，目标是决定成败的关键。个体的人生目标是多样的：生活质量目标、职业发展目标、对外界影响力目标、人际环境等社会目标。整个目标体系中的各因子之间相互交织影响，而职业发展目标在整个目标体系中居于中心位置，这个目标的实现与否，直接引起成就与挫折、愉快与不愉快的不同感受，影响着生命的质量。

任务二　职业生涯规划的重要意义

那么职业生涯规划有哪些意义呢？首先你可以以既有的成就为基础，准确定位职业方向，为自己提供一个奋斗的目标。第二，你也可以准确地评价自己的个人特点和强项，评估个人目标和现状的差距，从而发现新的职业机遇。

李某1998年毕业于某名牌大学化学专业，后进入一家诊断试剂公司做销售代表，2年后又改行进入一家化妆品公司做销售代表，1年后又到一家药厂作销售代表，2年后升到地区主管，由于与上级关系紧张，被动辞职，由于厌倦了卖药，加入了一家寿险公司卖保险，现在生活与工作压力都很大。

思考

过多的更换工作，而且没有在某方面形成集中优势，到哪里都是原始积累，从头开始，哪个领域都是"夹生饭"，在职场竞争中不能突显自己，很难胜出。

吴某从事药厂生产管理已经近7年，后来看到做代理商的朋友们发了，于是就和几个朋友合伙做起了地区代理，因不熟悉市场，产品选择不当，吴某不仅在此项目中一无所获，2年中还赔了10多万，加上自己的机会成本共损失近30多万元，后来放弃此项目后又重新进入一家保健品公司做起了老本行。

思 考：

行行出状元。自己不熟悉的事业尽量不要参与，任何行业都是行家才能挣到钱，不要眼红其他人的收益，别人能成功一定有他成功的道理。

案例❸

刘某三年前毕业于某著名医药大学，除医药专业知识外还写得一手漂亮的文章，她自认为很清楚自己的人生应该做些什么事，而且对自己想要拥有的优雅、浪漫和尊贵的生活方式也制订了具体的目标和计划。但刘某毕业五年后换了三家公司，作过医药代表、产品专员、策划，都不能实现自己的生活目标，因此感觉很气馁。

思 考：

刘某有较扎实的专业基础，但工作初期进行职业生涯规划的时候由于经验不足，容易作出好高骛远，不切实际的更换工作的决定，尽管能在自己的强项上纵项发展，医药代表、产品专员、策划都是很好的经历，未来向产品经理、策划顾问等方向都可能有很好的发展，而刘某频繁更换工作也无法实现自己的理想从而容易产生挫折感。

成功的职业生涯应该有以下几个特征。

（1）为拥有这样的职业而自豪，也愿意为这个工作运用自己的聪明才智去创新；

（2）能从这份职业中获得比较丰厚的工作回报；也实现了自我的价值，自我感觉充实而富足；

（3）能够获得所在行业或生活圈的承认。

要成功作好职业生涯规划，就必须作到了解规划的意义和方法，不断提升自己的智商（IQ）、情商（EQ）和逆境商数（AQ），保持顽强的毅力和达成目标的决心，善于从平凡的事物中悟出道理，也愿意培养自己的学习能力，比如向自己的同行、前辈、各种资讯、各类媒体等等，还要有豁达的人生态度，使自己保持乐观的人生态度和强烈的事业进取心，不仅如此，善于随环境变化调整自己也是你必须修炼的一项能力，最后很重要的一点是建立自己广泛的人脉关系。

职业生涯规划和定位是企业招聘员工的评价标准之一，尤其是金融、咨询、加工制造行业的企业，将职业生涯规划和定位视为最重要的标准。但实际上现在的职场人士有职业生涯规划和定位者少之又少，目前一项最新的调查显示，国内70%左右的应届毕业生，都对自己未来的职业定位和职业发展感到困惑，不知道将来到底应该从事什么职业。实际上很多人读研究生是为了改变现状：有的是对目前的工作不满，有的则是对本科所学的专业不感兴趣，希望通过读个研究生，转到管理者岗位，甚至转到另外一个行业。近年来，越来越多的人大学本科毕业后，没工作几年就去读MBA，MBA年轻化趋势非常突出，这已经引起了教育界和用人市场的担忧。读MBA不是明确目标后的战略设计，而是变成了得过且过的一招鲜，充电并不是解决职场定位模糊的出路，只有找准自己的位置，才能有的放矢的充电。

任务三　职业生涯发展阶段

每个人的职业都要经过几个阶段，因此，你必须了解这种职业周期的重要性。职业周期之所以重要，是因为你所处的每个职业阶段将会影响你的知识水平以及你对于各种职业的偏好程度。美国著名职业生涯规划大师舒伯于1953年依照年龄将每个人生阶段与职业发展配合，将生涯发展阶段划分成成长、探索、建立、维持和衰退五个阶段。

1. 成长阶段

成长阶段大体上可以界定在从一个人出生到14岁这一年龄段上。在这一阶段，个人通过对家庭成员、朋友以及老师的认同以及与他们之间的相互作用，逐渐建立起了自我的概念。在这一阶段的一开始，角色扮演是极为重要的，在这一时期，儿童将尝试各种不同的行为方式，而这使得他们形成了人们如何对不同的行为做出反应的印象，并且帮助他们建立起一个独特的自我概念或个性。到这一阶段结束的时候，进入青春期的青少年就开始对各种可选择的职业进行带有某种现实性的思考了。

2. 探索阶段

探索阶段大约发生于一个人的 15~24 岁之间的这一年龄段上。在这一时期中，个人将认真地探索各种可能的职业选择。他们试图将自己的职业选择与他们对职业的了解以及通过学校教育、休闲活动和工作等途径中所获得的个人兴趣和能力匹配起来。在这一阶段的开始时期，他们往往做出一些带有试验性质的较为宽泛的职业选择。然而，随着个人对所选择职业以及对自我的进一步了解，他们的这种最初选择往往会被重新界定。到了这一阶段结束的时候，一个看上去比较恰当的职业就已经被选定，他们也已经做好了开始工作的准备。

人们在这一阶段上以及以后的职业阶段上需要完成的最重要任务也许就是对自己的能力和天资形成一种现实性的评价。类似地，处于这一阶段的人还必须根据来自各种职业选择的可靠信息来做出相应的教育决策。

3. 建立阶段

确立阶段大约发生在一个人的 24~44 岁之间这一年龄段上，它是大多数人工作生命周期中的核心部分。有些时候，个人在这期间（通常是希望在这一阶段的早期）能够找到合适的职业并随之全力以赴地投入到有助于自己在此职业中取得永久发展的各种活动之中。人们通常愿意早早地就将自己锁定在某一已经选定的职业上。然而，在大多数情况下，在这一阶段人们仍然在不断地尝试与自己最初的职业选择所不同的各种能力和理想。确立阶段本身又由三个子阶段构成。

（1）尝试子阶段　大约发生于一个人的 25~30 岁之间这一年龄段中。在这一阶段，个人确定当前所选择的职业是否适合自己，如果不适合，他或她就会准备进行一些变化。到了 30~40 岁这一年龄段上的时候，人们通常就进入了稳定子阶段。

（2）稳定子阶段　在这一阶段，人们往往已经定下了较为坚定的职业目标，并制定技为明确的职业计划来确定自己晋升的潜力、工作调换的必要性以及为实现这些目标需要开展哪些教育活动等等。最后，在 30~40 多岁之间的某个时段上，人们可能会进入一个职业中期危机阶段。

（3）中期危机子阶段　在这一阶段，人们往往会根据自己最初的理想和目标对自己的职业进步情况做一次重要的重新评价。他们有可能会发现，自己并没有朝着自己所梦想的目标靠近，或者已经完成了他们自己所预定的任务之后才发现，自己过去的梦想并不是自己所想要的全部东西。在这一时期，人们还有可能会思考，工作和职业在自己的全部生活中到底占有多大的重要性。通常情况下，在这一阶段的人们第一次不得不面对一个艰难的抉择，即判定自己到底需要什么，什么目标是可以达到的以及为了达到这一目标自己需要做出多大的牺牲。

4. 维持阶段

到了45～65岁这一年龄段上，许多人就很简单地进入了维持阶段。在这一职业的后期阶段，人们一般都已经在自己的工作领域中为自己创立了一席之地，因而他们的大多数精力主要就放在保有这一位置上了。

5. 衰退阶段

当退休临近的时候，人们就不得不面临职业生涯中的下降阶段。在这一阶段上，许多人都不得不面临这样一种前景：接受权力和责任减少的现实，学会接受一种新角色，学会成为年轻人的良师益友。再接下去，就是几乎每个人都不可避免地要面对的退休，这时，人们所面临选择就是如何去打发原来用在工作上的时间。

在工作了一段时间以后，产生一种困惑，处于一个瓶颈位置，想进一步提升自己的事业，却十分困难，这几乎是每个人都会遇到的问题。人力资源专家说过，每个人的职业生涯都会存在四个危机时段。

表 2 - 1　职业生涯四个危机时段

生涯阶段	青年期 （14～25岁）	成年期 （25～45）	中年期 （45～56）	老年期 （56岁）
成长期	发展适合的自我概念	学习与他人建立关系	接受自身的限制	发展非职业性的角色
探索期	从许多机会中学习	寻找心仪的工作机会	辨识新问题设法解决	寻找合适的退隐处所
继续期	确定目标所做的选择	致力维持工作的稳定	巩固自我防备竞争	维持生活乐趣
隐退期	减少休闲活动时间	减少体能活动时间	专注于必要的活动	减少工作时间

在上述生涯发展阶段中，每一阶段都有一些特定的发展任务需要完成，每一阶段需达到一定的发展水准或成就水准，而且前一阶段发展任务的达成与否关系到后一阶段的发展。在以后的研究岁月中，舒伯进一步认为，在人一生的生涯发展中，各阶段同样面对成长、探索、建立、维持和衰退的问题，因而形成"成长——探索——建立——维持——衰退"的循环。之后他更是提出一个更为广阔的新观念——生活广度、生活空间的生涯发展观——生涯彩虹图。

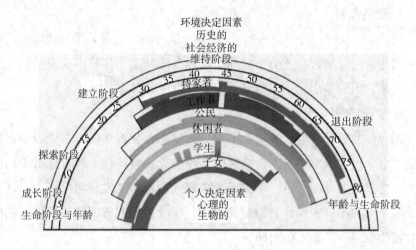

图 2 - 1　生涯彩虹图

（1）纵贯一生的彩虹——生活的广度　在一生生涯的彩虹图中，横向层面代表的是横跨一生的生活广度。彩虹的外层显示人生主要的发展阶段和大致估算的年龄：成长期（相当于儿童期）、探索期（相当于青春期）、建立期（相当于成人前期）、维持期（相当于成人后期）以及衰退期（相当于老年期）。

（2）纵贯上下的彩虹——生活空间　在一生生涯的彩虹图中，纵向层面代表的是纵贯上下的生活空间，是由一给职位和角色所组成。舒伯认为在一生当中必须扮演九种主要的角色，依序是：儿童、学生、休闲者、公民、工作者、夫妻、家长、父母和退休者。各种角色是相互作用的，一个角色的成功，特别是早期角色如果发展的好，将会为其他角色提供良好的关系基础。但是，在一个角色上投入过多的精力，而没有平衡协调各角色的关系，由会导致其他角色的失败。

以图2-1为例，半圆形最中间一层是儿童的角色，也是为人子女的角色。这个角色一直存在。早期个体享受被父母的照顾，随着成长成熟，慢慢和父母平起平坐，而在父母年迈之际，则要开始多花费一些心力陪伴父母，赡养父母。

第二层是学生角色。一般从4、5岁开始，10岁以后进一步加强，20岁以后大幅度减少，25岁以后便戛然而止。但在30岁以后，学生的角色又出现，特别是40岁以后学生的角色几乎占有全部的生活空间，但几年后就会完全消失，直到65岁以后。这是由于在现在科技发展日新月异、知识爆炸的社会，青年在离开学校、工作一段时间之后，常会感到自身学习已经不能满足工作需要了，所以重回学校来充实自我。学生角色在35、40、45岁左右回升，正是这种现象的反应。

第三层是休闲者的角色。这一角色在前期较平稳的发展，直到60岁以后迅速增加，这是和退休有关的缘故。在现代生活中，平衡工作与休闲是一项非常重要的任务，特别是在快节奏、高效率的社会中。

第四层是公民。这个角色，就是承担社会责任、关心国家事务的一种责任和义务。

第五层是工作者角色。一般在25岁以后，人就要开始参加工作，从此以后，这个角色将成为其生涯中最重要的角色，相当长时间内都是涂满的。直到其退休。

第六层是持家者的角色，这一角色可以拆分为夫妻、父母、祖父母、外祖父母等。在人进入老年之后，这个角色将成为生命中最重要的角色。

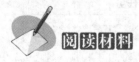 **阅读材料**

职业生涯周期阶段及任务

职业生涯周期的阶段和任务与生物社会生命周期的阶段和任务紧密相关，因为两者都和年龄、文化连接在一起。所以，施恩教授根据职业周期的特点，对职业生涯发展阶段进行了划分，并指出了每个阶段所面临的主要任务。

职业生涯周期的阶段分为十个阶段：

一、成长、幻想、探索（0~21 岁，角色：学生，候选人，申请人）

面临的广义问题	特定任务
1. 为进行实际职业选择打好基础； 2. 将早年职业幻想变成可操作的现实； 3. 对基于社会经济水平和其他家庭景况所造成的现实压力进行评估； 4. 接受适当的教育和培训； 5. 开发工作世界中所需要的基本习惯和技能	1. 发展和发现自己的需要和兴趣； 2. 发展发现自己的能力和才干； 3. 学习职业方面的知识，寻找现实的角色模型； 4. 从测试和咨询中获得最大限度的信息； 5. 查找有关职业和工作角色的可靠信息源； 6. 发展和发现自己的价值观、动机和抱负； 7. 做出合理的教育决策； 8. 在校品学兼优，以保持尽可能开放的职业选择； 9. 在体育活动、业余爱好和学校的各项活动中寻找机会进行自我测试，以发展一种现实的自我意向； 10. 寻找实验性工作和兼职工作的机会，做出早期职业决策

二、进入工作世界（16~25 岁，角色：应聘者、新学员）

面临的广义问题	特定任务
1. 进入劳动力市场，谋求可能成为一种职业基础的第一项工作； 2. 达成一项正式可行的心理契约，保证雇主和个人的需要都能满足； 3. 成为一个组织或一种组织的成员	1. 学会如何找一项工作，如何申请，如何通过一次工作访谈； 2. 学会如何评估一项工作和一个组织的信息； 3. 学会挑选和目测； 4. 做出现实的有效的第一项工作选择

三、基础培训（16~25 岁，角色：实习生、新手）

面临的广义问题	特定任务
1. 应付职业和成员资格现实冲击； 2. 尽快成为一名有效的成员； 3. 适应日常的操作程序； 4. 作为正式的贡献者被承认	1. 克服缺乏经验所带来的不安全感，发展一种信任感； 2. 译解企业文化，尽快融入； 3. 学会和第一个上司或者培训者相处； 4. 学会和其他受训者相处； 5. 负责地接受和承认组织形象——制服、徽章、身份、组织手册等

四、早期职业的正式成员资格（17~30岁，角色：新的正式成员）

面临的广义问题	特定任务
1. 承担责任，成功的履行与第一次正式分配有关的义务； 2. 发展和展示自己的特殊技能和专长，为提升和进入其他领域的横向职业成长打基础 3. 在自己的独立需要与组织约束和一定时期附属、依赖的要求之间寻求平衡； 4. 决定是否要在这个组织或职业中干下去，或者在自己的需求和组织约束和机会之间寻求一个更好的配合	1. 有效地工作，学会和改善处事方式； 2. 承担部分责任； 3. 接受附属状态，学会如何与上司、自己的同事相处； 4. 在有限的作业区内发展进取心和现实水平的主动性； 5. 寻找良师和保护人； 6. 根据自己的才干和价值观，以及组织中机会的约束，重估当初决定追求的工种； 7. 准备做出长期承诺和一定时期的最大贡献或者流向一个新职位和组织； 8. 应付第一项工作中的成功感和失败感

五、正式成员资格（25岁以上，角色：正式成员、任职者、终身成员、主管、经理等）

面临的广义问题	特定任务
1. 选定一项专业，就成为一名多面手；或进入管理部门，成为一名专家； 2. 保持技术竞争力，在自己选择的专业领域内继续学习； 3. 在组织中确定一种明确的认同，成为人所共知的人； 4. 承担较高水平的责任，包括对他人和对自己的工作； 5. 成为职业中的一名能手； 6. 根据报复、所寻找的进步类型、用以衡量进步的指标等，开发个人的长期职业计划	1. 取得一定程度的独立； 2. 发展自己的实绩标准，相信自己的决策； 3. 慎重估价自己的动机、才干和价值观，决定要达到的专业化程度； 4. 慎重估价组织和职业机会，依此一次制定下一步有效决策； 5. 解除自己与良师的关系，准备成为他人的良师； 6. 如果实绩平平、任职被否定，或失去挑战力，应付失败情绪

六、职业中期危机（35~45岁）

面临的广义问题	特定任务
1. 针对自己不得不求安稳、换工作或迎接新的更大的挑战的想法，着重重估自己的进步； 2. 就中年过渡的更为一般的方面：个人的梦想和希望与现实，估价职业抱负； 3. 决定工作和个人职业在自己的一生中究竟有多大的重要性； 4. 适应自己成为他人良师的需要	1. 开始意识到自己的职业目标——个人的才干、动机和价值观； 2. 现实地估计一个人职业目标对前途的暗示； 3. 就接受现状和自己看得见的前途做出具体的选择； 4. 围绕所做出的具体选择，与家人达成新的调解； 5. 建立与他人的良师关系

续表

七、非领导者角色的后期（40～退休，角色：骨干成员、有贡献者或者朽木）

面临的广义问题	特定任务
1. 成为一名良师，产生影响力，指导、指挥别人，对他人承担责任； 2. 扩大兴趣以及那些以经验为基础的技能； 3. 如果决定追求一种技术职业或职能性职业的话，呀深化技能； 4. 如果决定要追求一种全面管理角色的话，要承担更大范围的责任； 5. 如果打算求安稳，在职业或工作之外寻求成长的话，接受影响力和挑战能力的下降	1. 坚持技术上的竞争力，或者学会用以经验为基础的指挥代替直接的技术能力； 2. 发展所需的人际和群体技能； 3. 发展必需的监督和管理技能； 4. 学会在一种政治环境中制定有效决策； 5. 应付"斩露头角"的年轻人的竞争和进取； 6. 应付中年危机和家庭的"空巢问题"； 7. 为高级领导角色准备

八、处于领导角色后期（可能在年轻时获得，但仍然会被看成是职业的"后期"。角色：总经理、高级合伙人、企业家、资深幕僚）

面临的广义问题	特定任务
1. 为组织的长期福利发挥自己的才干和技能； 2. 学会整合别人的努力和扩大影响，而不是进行日常决策和事必躬亲； 3. 挑选和发展骨干成员； 4. 开阔视野，从长计议，现实地估价组织在社会中所起的作用； 5. 如果身为有贡献的人或企业家，学会如何推销理念	1. 从主要关心自我，转而更多的为组织福利承担责任； 2. 负责操纵组织机密和资源； 3. 学会适应、操纵组织内外环境； 4. 学会在持续增长的职业承诺与家庭，特别是配偶的需要之间谋求平衡； 5. 学会行使高水平的责任和权力，而不是软弱无力或意气用事

九、衰退和离职（40～退休，不同的人在不同的年龄衰退）

面临的广义问题	特定任务
1. 学会接受权力、责任和中心地位的下降； 2. 基于竞争力和进取心下降，学会接受和发展新的角色； 3. 学会管理很少由工作支配的生活	1. 在业余爱好、家庭、社交和社区活动、非全日制工作方面，寻找新的满足源； 2. 学会如何与配偶更加亲密的生活； 3. 估价完整的职业，着手退休

续表

十、退休	
面临的广义问题	**特定任务**
1. 适应生活方式、角色和生活标准的急剧变化； 2. 运用自己积累的经验和智慧，以及各种资源角色对他人进行传帮带	1. 在失去全日制工作或组织角色之后，保持一种认同感和自我价值观； 2. 在某些活动中依然尽心尽力； 3. 运用自己的智慧和经验； 4. 回首过去的一生，感到有所实现和满足

模块二 职业生涯规划设计

每个人都渴望成功，但并非都能如愿。了解自己、有坚定的奋斗目标，并按照情况的变化及时调整自己的计划，才有可能实现成功的愿望。这就需要进行职业生涯的自我规划。

职业生涯规划是指个人和组织相结合，在对一个人职业生涯的主客观条件进行测定、分析、总结研究的基础上，对自己的兴趣、爱好、能力、特长、经历及不足等各方面进行综合分析与权衡，结合时代特点，根据自己的职业倾向，确定其最佳的职业奋斗目标，做出个人职业的近期和远景规划、职业定位、阶段目标、路径设计、评估与行动方案等一系列计划与行动。职业生涯设计的目的决不只是协助个人按照自己资历条件找一份工作，达到和实现个人目标，更重要的是帮助个人真正了解自己，为自己订下事业大计，筹划未来，拟订一生的方向，进一步详细估量内、外环境的优势和限制，在"衡外情，量己力"的情形下设计出各自合理且可行的职业生涯发展方向。

在本模块你将了解到如下内容。

☞ 学习目标

通过对分析影响职业生涯的主客观因素，结合针对自身能力特点制定出的职业生涯目标，规划出适合自己发展的职业生涯，合理安排自己的就业之路。

任务一　影响职业生涯规划的因素

众所周知，人们一生的职业历程有着种种不同的可能，有的人从事这种职业，有的人从事那种职业；有的人一生变换过多种职业，有的人终身在一个岗位上；有的人事业有成，有的人则碌碌无为。这是为什么？影响职业生涯设计的因素是多方面的，有个人素质、心理等主观方面的问题，也有社会环境、机遇等客观方面的问题，他们相互关联、相互依靠，好比房子周围支撑篱笆的椿柱，假如你移动其中的一根，整道篱笆就会改变形状。对于某些人来说，他们所喜欢的职业或许正好需要一些他们并不具备的能力；对于某些人来说，他们所受的教育、所学的专业并非自己的兴趣爱好所在；对于某些人来说，他们的健康状况束缚了自己的职业选择等等。因此在进行职业生涯设计时要仔细考虑影响自己职业生涯的每一个因素。

一、个人因素

1. 教育背景

教育是赋予个人才能、塑造个人人格、促进个人发展的社会活动，它奠定了一个人的基本素质，对人生有着巨大的影响。有时候，一个企业会拒绝未达到某一教育水准的人。有些人拥有的技术已过时或者过于专业化，结果因为市场对他们的才能需求削减，他们在职业上的处境就将较为不利了。现在树立终身教育的观念，不断学习成为人们的主要任务。教育上的成功与社会阶层的晋升有明显的关联，教育是改变社会阶层的主要动力，教育是一项工具，能够帮助他们突出于庸碌的同事之上。人们的专业、职业种类，对于其职业生涯有着重大的影响，往往成为其职业生涯的前中部分以至一生的职业类别，即使人们转换职业，也往往与其所学专业有一定联系。

获得不同教育程度的人，在个人职业选择或被选择时，具有不同能量。一般来说，接受过较高水平教育的人，在就业以后会有较大的发展；在职业不如意时，再次进行职业选择的能力和竞争力也较强。另外，人们所接受教育的专业、学科门类，对职业生涯起着决定性作用，人们在选择职业、转换职业时往往与所学的专业有一定的联系，或以该专业的理论知识、技术能力为基础，流动到更高层次的职业岗位上。因此，教育职业的进展深受正规教育或专业培训的影响，教育程度是事业成功中不可缺少的因素。凡是社会阶层高过其父母所属阶层的人都觉得，教育是改变社会地位的主要动力。但是对大多数的职业而言，欲未必尽然。雇主往往对录用者能干什么有更大的兴趣，而不只注意他们所具备的教育资格。一般来说，他们要找的是既受过正规教育，又具备某些没有固定规范的个人发展潜力的人。

2. 人生目标

人生目标是一个人终生所追求的固定的目标，生活中的一切事情都围绕着它而存在。终极目标能激发人们的热情和活力，会给人们带来长久的幸福、安宁和富裕，它是一项人们注定会去做的事情。职业是一个工具，是帮助人们实现终极目标的工具。人们通常去选择与自己生活目标相一致的职业，人们可以问自己："我的职业正在帮助我实现人生的终极目标吗？"如果答案是否定的，那就干脆重新更换职业，倘若更换职业是不现实的，那可再进一步问自己："是否有一种途径可以让我现有的职业与我的人生终极目标一致起来？"

对于第二个问题，答案常常是肯定的，人们在从事一种职业时，业余时间还可兼职。终极目标越高，人们的动力就越大，眼界越高，考虑问题越全面；终极目标越低，人们越易于安于现状、产生惰性，对职业选择也是如此。

3. 兴趣与意志

兴趣是职业生涯选择的重要依据，当一个人对某种职业发生兴趣时，他就能发挥整个身心的积极性，就能积极地感知和关注该职业知识动态。兴趣可以提高人们的工作效率，兴趣可以调动人的全部精力，以敏锐的观察力、高度的注意力、深刻的思维和丰富的想象力投入工作，进而大大提高工作效率。在其他条件相似的情况下，从事自己感兴趣的职业不但让你感到满意，而且能够让你的工作单位感到满意，并由此导致工作的长期性和稳定性。此外，多方面的兴趣可以使人善于应付多变的环境，如果变换工作，只要自己感兴趣，就能够很快地学会这门工作技能，求职成功，并能够在新的岗位上很快地熟悉和适应新的工作。人们不仅需要自己有能力从事什么样的工作，更重要的是需要知道自己对哪类工作感兴趣，只有将能力和兴趣结合起来考虑，才能规划好职业生涯并取得职业生涯的成功。

意志是一个人自觉地确定目标，支配与调节自己的行动，克服各种困难，从而达到预期目标的心理状态。一个人对自己行动的目的有着正确、充分的认识，善于明辨是非，能当机立断做出决定并予以执行，有坚韧的毅力、百折不挠的精神，在行动中善于控制自己的情绪，约束自己的言行，干事情有刻苦执著的精神等，这样有助于职业生涯获得成功。职业生涯规划的自觉性、进行职业抉择的果敢性、为实现长期职业目标而努力的坚韧性、职业规划和决策中的自制性、为完善职业生涯现划做出大量努力的勤奋性等方面都有益于达到职业生涯规划的科学性和合理性。没有坚强的意志，人就会在顺境中得意忘形，在逆境中消沉颓废，最终不能实现自己的职业生涯规划。意志强弱对于一个人的职业生涯规划来说有着重大的影响作用。

4. 健康与性别

健康对于职业选择特别重要，几乎所有的职业都需要健康的身心。虽然男女平等的观念已普遍被现代社会所接受，但"性别因素"仍然扮演着重要的角色。事实上，很少有人能完全漠视性别问题，雇主在态度上通常歧视女性。因此，我们每个人（尤其是女性）都必须找出自己的理想，以便充分发展自己的性别特色，并使自己能够扮演成功。

小刘是某校财会专业的毕业生，这个专业找个工作还是比较容易的，可她偏偏不喜欢，拿她的话说："恨死了当算账的。"她从小就偏爱文学，在学校的校报担任过三年编辑，写了不少文章，最后以自己的实力力挫群雄，成为中国青年杂志社的一员。

二、环境因素

环境因素主要是指家庭环境、社会的政治、经济体制、人才市场的管理体制、社会文化习俗、职业的社会评价等等。社会环境因素决定了社会对社会职业岗位的数量、结构、层次等等，社会环境因素决定了人们对不同职业岗位的接受、赞誉或贬低的程度，决定了个人步入职业生涯的基本方式以及开始职业生涯后的基本态度以及由此引起的个人职业生涯的变化。比如，在计划经济和市场经济条件下，国家对高校毕业生就业的管理方式是截然不同的。在计划经济体制下，国家对大学生进行统招统配，毕业生和用人单位均无自主权可言；在市场经济条件下，随着高校教育体制改革的不断深入，我国高校普遍建立了在国家方针政策和宏观调控下，学校和各级政府推荐，学生和用人单位双向选择的毕业生就业工作模式。用人单位和大学毕业生都有了选择的自主权。

1. 家庭影响

家庭是人生活的重要场所，一个人的家庭也是造就其素质以至于影响生涯的主要因素之一。一般父母对自己的子女会有一种期望，这种期望会在人的幼年时期留下印象，并随时间的推移而强化，比较高的期望会有激励作用。父母所从事的工作职业是人们观察社会工作职业的开始，父母对自己的职业的认同与否，对人们将来是否愿意从事这种职业有很大的影响。父母及亲戚平日干得比较多的行为，人们易于接受并熟悉，这会影响人们职业理想的确立和职业选择的方向、种类。一个家庭经济条件好，会使人们在将来所受教育的程度更高，职业选择方面空间更大；一个家庭经济条件差，会使人们所受教育培训的机会减少，而且会使人们感到肩上沉重的家庭责任，在是否读书深造、工作单位离家远近及效益好坏方面思虑颇多。

这是对别人、对社会及对财务状况所承担的义务。任何年满18岁的成年人必定会受各种义务的束缚。

2. 社会因素

社会是人才得以活动及发挥才干的舞台，也是影响人们成长与成功的重要条件和因素。社会的政治经济形势、涉及人们职业权利方面的管理体制、社会文化与习俗、职业的社会体系等社会因素决定着社会职业岗位的数量与结构，决定着社会职业岗位出现的随机性与波动性，从而决定了人们对不同职业的认定和步入职业生涯、调整职业生涯的决策。用人单位对员工的培养、自身的亲戚朋友交际网、在职业发展过程中所能获得的帮助、提高素质所需的学习机会和图书资料、与职业生涯发展方面有关的制度与政策等也对社会职业结构的变迁、人的职业生涯变动的规律性产生影响。

3. 机遇

在一个人一生当中会遇到许多偶然的机会，有利的偶然机会就是机遇。如果社会上出现了给一个人提供个人发展、向上流动的职业环境，对于职业发展而言，那就是出现了机遇，这对一个人的职业生涯规划有积极的推动作用。把握机遇的前提是完善自我、提高素质、具备职业发展的潜质。不具备这种前提，那机遇就不会青睐这种人，这种人就会与机遇擦肩而过。具备了这种前提还要善于发现机遇，如果漠视机遇，那这种人只能是英雄无用武之地，找不到职业发展的方向。抓住机遇是关键，只有抓住了机遇，才能有一个施展才华、快速成长的机会。机遇对于任何人都是平等的，又总是降临于素质高、有准备的人的身上，谁素质高、准备充分，谁就能够抓住机遇，获得机会。

机遇是影响职业生涯的偶然因素，但是对个人的职业生涯而言，有时又具有决定性的作用。机遇是随机出现的、具有偶然性因素的事物，它包括社会各种职业对一个人展示的随机性的岗位，或者说是一个人能够就业和流动的各种职业岗位，也包括能够给个人提供发展的职业境遇。机遇本身是客观存在的，但机遇只垂青与那些有准备的人。个人的能动性会导致寻求到新的发展机会，或者自己创造机会，许多事业上成功的人，不是靠家庭、亲友的帮助，也不依赖社会给予的现成机会，而是靠自己的努力奋斗和开拓进取。

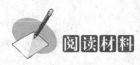

霍兰德职业兴趣理论

如果你已经考虑好或选择好了自己的职业，霍兰德测量表将使你这种考虑或选择具有理论基础，或向你展示其他合适的职业；如果你至今尚未确定职业方向，根据自己的情况选择一个恰当的职业目标。

霍兰德兴趣类型（RIASEC）测试

以下有60道题目。如果你认为自己是属于这一类人，便在序号上画个圈，反之，便不必做记号。答题时根据自己的第一印象，不要做反复思考。

---

1. 我喜欢自己动手干一些具体的能直接看到效果的活。
2. 我喜欢弄清楚有关做一件事情的具体要求，以明确如何去做。
3. 我认为追求的目标应该尽量高些，这样才可能在实践中多获成功。
4. 我很看重人与人之间的友情。
5. 我常常想寻找独特的方式来表现自己的创造力。
6. 我喜欢阅读比较理性的书籍。
7. 我喜欢生活与工作场所布置得朴实些、实用些。
8. 在开始做一件事情以前，我喜欢有条不紊地做好所有准备工作。
9. 我善于带动他人、影响他人。
10. 为了帮助他人，我愿意做些自我牺牲。
11. 当我进入创造性工作时，我会忘却一切。
12. 在我找到解决困难的办法之前，通常我不会罢手。
13. 我喜欢直截了当，不喜欢说话婉转。
14. 我比较善于注意和检查细节。
15. 我乐于在所从事的工作中承当主要责任人。
16. 在解决我个人问题时，我喜欢找他人商量。
17. 我的情绪容易激动。
18. 一接触到有关新发明、新发现的信息，我就会感到兴奋。
19. 我喜欢在户外工作与活动。
20. 我喜欢有规律、干净整洁。
21. 每当我要作重大的决定之前，总觉得异常兴奋。
22. 当别人叙述个人烦恼时，我能做一个很好的倾听者。
23. 我喜欢观赏艺术展和好的戏剧与电影。
24. 我喜欢先研究所有的细节，然后再做出合乎逻辑的决定。

---

25. 我认为手工操作和体力劳动永远不会过时。

26. 我不大喜欢由我一个人负责来作重大决定。

27. 我善于和能为我提供好处的人交往。

28. 我善于调节他人相互之间的矛盾。

29. 我喜欢比较别致的着装，喜欢新颖的色彩与风格。

30. 我对各种大自然的奥秘充满好奇。

31. 我不怕干体力活，通常还知道如何巧干体力活。

32. 在做决定时，我喜欢保险系数比较高的方案，不喜欢冒险。

33. 我喜欢竞争与挑战。

34. 我喜欢与人交往，以丰富自己的阅历。

35. 我善于用自己的工作来体现自己的情感。

36. 在动手做一件事情之前，我喜欢先在脑中仔细思索几遍。

37. 我不喜欢购买现存的物品，希望能购买到材料自做。

38. 只要我按照规则做了，心里就会踏实。

39. 只要成果大，我愿意冒险。

40. 我通常能比较敏感地觉察到他人的需求。

41. 音乐、绘画、文字，任何优美的东西都特别容易给我带来好心情。

42. 我把受教育看成是不断提高自我的一辈子的过程。

43. 我喜欢把东西拆开，然后再使之复原。

44. 我喜欢每一分钟都花得要有名堂。

45. 我喜欢启动一项工作，具体的细节让其他人去负责。

46. 我喜欢帮助他人，提高他人的学习能力。

47. 我很善于想象。

48. 有时候我能独坐很长时间来阅读、思考或做一件难对付的事情。

49. 我不怎么在乎干活时弄脏自己。

50. 只要能仔细地完整地做完一件事情，我就感到十分满足。

51. 我喜欢在团体中担当主角。

52. 如果我与他人有了矛盾，我喜欢采取平和的方式加以解决。

53. 我对环境布置比较讲究，哪怕是一般的色彩、图案都希望能赏心悦目。

54. 哪怕我明知结果会与我的期盼相悖，我也要探究到底。

55. 我很看重有健壮的灵活的身体。

56. 如果我说了我来干，我就会把这件事情彻底干好。

57. 我喜欢谈判，喜欢讨价还价。

58. 人们喜欢向我倾述他们的烦恼。

59. 我喜欢尝试有创意的新主意。

60. 凡事我都喜欢问一个"为什么"。

　　然后，请根据你在上面自测过程中画圈子的序号，在下表中相同的数字上同样画圈。

R	C	E	S	A	I
1	2	3	4	5	6
7	8	9	10	11	12
13	14	15	16	17	18
19	20	21	22	23	24
25	26	27	28	29	30
31	32	33	34	35	36
37	38	39	40	41	42
43	44	45	46	47	48
49	50	51	52	53	54
55	56	57	58	59	60

接着，根据每一栏所画圈的多少将排在前三位的栏目顶上的字母填在下面。

第一：

第二：

第三：

接下来对照每个字母所代表的含义来分析自己的兴趣所在

1. R现实型——行动者

这类人喜欢从事如汽车修理工、空中交通管理员、地形测量员、农业工人、电工等职业。他们喜欢户外的和使用工具的工作。他们喜欢和事物打交道，而不是和人打交道。

他们被形容为：循规蹈矩　谦恭　自然　害羞　直率　现实
执著　稳重　诚实　温和　实用　节俭

2. I研究型——思想者

这类人乐于从事的职业包括生物学家、化学家、物理学家、人类学家、地质学家、医疗技师等。他们喜欢以任务为导向的工作和独立完成任务。他们喜欢解决抽象问题和探索物质世界。

他们被形容为：分析　好奇　内向　精细　严谨　独立
条理　理智　批判　书卷气　谦和　内敛

3. A艺术型——创造者

续表

这类人适合从事的职业为作曲家、音乐家、舞台指导、作家、室内设计师、演员等。他们喜欢在能够提供自我表达的艺术氛围中工作。

他们被形容为：复杂　理想化　冲动　不顺从　情绪化　想象力丰富
　　　　　　　独立　本色　善于描述　不实际　直觉　无条理

4. S 社会型——辅助者

这类人适合从事的职业为教师、职员、咨询顾问、护士、私人指导、演说教练。他们擅长于社会交往，有责任感而且关心他人的利益。他们对机械或物理方面的技能不感兴趣。

他们被形容为：善于说服　慷慨　思想深刻　善于社交　合作　助人为乐
　　　　　　　仁惠　世故　理想主义　理解　友好　负责

5. E 管理型——说服者

这类人适合从事的职业为销售员、经理、公司高层主管、电视制片人、体育项目推广人、采购人员等。他们喜欢领导、讲演和推销，对细致的工作没有耐心。

他们被形容为：敢于冒险盛气凌人　乐观　承担风险　雄心勃勃　精力旺盛
　　　　　　　寻欢作乐　吸引他人注意力　冲动受欢迎　善于社交　自信

6. C 常规型——组织者

这类人适合从事的职业为记账员、计算机操作员、银行职员、成本核算员、税务专家。他们喜欢类似办公室工作等条理非常清晰的工作，无论这些工作是运用语言还是数字。他们对艺术或物理方面的技能不感兴趣。

他们被形容为：严谨　保守　条理　内敛　一致　效率
　　　　　　　执著　自我约束　清醒　顺从　实际　有板有眼

任务二　确定职业生涯目标

职业生涯目标是指个人在选定的职业领域内未来时点上所要达到的具体目标，包括短期目标、中期目标和长期目标。职业生涯规划的评估与反馈过程是个人对自己的不断认识过程，也是对社会的不断认识过程，是使职业生涯规划更加有效的有力手段。

哈佛大学有一个非常著名的关于目标对人生影响的跟踪调查。调查的对象是一群智力、学历、环境等条件都差不多的大学毕业生。结果是这样的：27%的人，没有目标；60%的人，目标模糊；10%的人，有清晰但比较短期的目标；3%的人，有清晰而长远的目标。

以后的 25 年，他们开始了自己的职业生涯。

25 年后，哈佛再次对这群学生进行了跟踪调查。结果是这样的：

3% 的人，25 年间他们朝着一个方向不懈努力，几乎都成为社会各界的成功人士，其中不乏行业领袖、社会精英；10% 的人，他们的短期目标不断的实现，成为各个领域中的专业人士，大都生活在社会的中上层；60% 的人，他们安稳的生活与工作，但都没有什么特别的成绩，几乎都生活在社会的中下层；剩下 27% 的人，他们的生活没有目标，过得很不如意，并且常常抱怨他人，抱怨社会、抱怨这个"不肯给他们机会"的世界。

其实，他们之间的差别仅仅在于：25 年前，他们中的一些人知道自己到底要什么，而另一些人则不清楚或不很清楚。

职业生涯目标的确定包括人生目标、长期目标、中期目标与短期目标的确定，它们分别与人生规划、长期规划、中期规划和短期规划相对应。一般，我们首先要根据个人的专业、性格、气质和价值观以及社会的发展趋势确定自己的人生目标和长期目标，然后再把人生目标和长期目标进行分化，根据个人的经历和所处的组织环境制定相应的中期目标和短期目标。

1. 人生规划

整个职业生涯的规划，时间长至 40 年左右，设定整个人生的发展目标。如规划成为一个有数亿资产的公司董事。

2. 长期规划

5~10 年的规划，主要设定较长远的目标。如规划 30 岁时成为一家中型公司的部门经理，规划 40 岁时成为一家大型公司副总经理等等。

3. 中期规划

一般为 2~5 年内的目标与任务。如规划到不同业务部门做经理，规划从大型公司部门经理到小公司做总经理等等。

4. 短期规划

2 年以内的规划，主要是确定近期目标，规划近期完成的任务。如对专业知识的学习，2 年内掌握哪些业务知识等等。

在确定以上各种类型的职业生涯目标后，就要制定相应的行动方案来实现它们，把目标转化成具体的方案和措施。这一过程中比较重要的行动方案有职业生涯发展路线的选择，职业的选择和相应的教育和培训计划的制定。

对于大学生来说从学校走向社会，他们将会面对一个全新的世界，在这个社会里，使大学生能够立足的是所选职业，它不仅是生活的基础，更重要的是它所体现出每个人存在的价值。

但调查发现，相当大的一部分大学生对于自己将来的职业没有一个非常明确的定位，不知道自己将来一定要做什么。他们从学校走向社会，许多人一开始根本没有考虑到事业发展会怎么样，在找工作时一个是看哪个单位的牌子大，再就是哪个单位能出国，第三就是挑哪家单位待遇高，而并没有考虑到自身的发展问题。因此，进行职业规划，针对个人特点，确立未来发展方向，对一个人的一生来说，显得格外重要。但职业怎么发展，是有一系列科学讲究的，这个科学实际上就是职业生涯设计的过程或者方法。大学生们要根据职业生涯规划理论与原则以及职业成功的标准，掌握正的职业生涯设计方法，准确进行自我定位，合理规划职业人生，列出具体措施和日程，通过具有前瞻性的职业生涯设计，减少在人生路上的徘徊犹豫，避免浪费时光，为主动迎接未来职业发展的挑战好充分准备。

大学生制定职业生涯规划，有利于自我定位、认识自我、了解自我，明确自己的方向，明确自己的人生目标。他们在进行规划的时候，都会问："我想干什么？我能干什么？现在准备什么？就业环境如何？"这样，就有助于在校生的个性化发展和创新人才的培养。个性张扬，而非"个色"发挥。在校生可以自己找点事情做，如自己对写作感兴趣并有一定的能力，可以试着写一本书。找出自己特长的东西，并发挥这种特长。

因此，大学生及早制定属于自己的职业生涯规划是十分必要的，而制定职业生涯规划也需要遵循一定的原则，对自己的认识和定位是重要的。在全球化的竞争之下，每个人都要发挥出自己的特长。从事热爱的工作，这样的人才是最幸福和最快乐的人，他们最容易在事业上取得最大的成功。"知己"十分重要，"'知彼'也是同等重要的。"

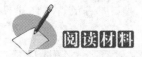 阅读材料

职业生涯中的四个危机时段

第一时段：定位危机

定位危机发生在刚从学校毕业时期。大多数毕业生面对眼花缭乱的职业和岗位，在感到"外面的世界很精彩"的同时，会迷失方向，不知道如何选择。发生定位危机的毕业生可能会走向两个极端：一是过于自卑，二是自视甚高。由于初涉人才市场，没有市场求职经验，在市场上碰了几次壁后，一些人容易产生自卑情绪，除了少部分毕业生可能重回学校，把读研究生作为暂时的避风港外，不少产生自卑感的人，会草率地找个工作。而自视甚高的那部分毕业生对工作单位、岗位职务、福利薪酬都会有过高的要求，因此，在求职过程中也很可能遇到挫折，从而陷入盲目择业的境地。

第二时段：升职就业危机

这种危机可能产生在工作了 5~7 年以后，也就是大约在 30 岁左右。中国人从来就有"三十而立"的说法，这一时段的职业生涯除了少数人能如愿以偿升职高就外，大部分人并不能"万事如意"。如果不能正确地处理这时的危机，就可能会用不正确的方法来发泄自己的失意。

第三时段：方向危机

照中国人的说法，应当是"四十不惑"，而 40 岁左右恰恰是职业生涯的第三个危机时段，我们称为继续前进的"方向危机"。因为到了 40 岁，或者你已经担任了一定级别的领导职务，或者你已是这一行的"老法师"，这个时候，再往哪里前进，往往会为方向不明而感到困惑，于是便产生了所谓中年改行转业等问题。

第四时段：饭碗危机

过了 50 岁，进入"知天命"的年龄，人也更加成熟。但市场经济并不会给老年人的职业生涯以特别的恩惠。这个时间段，最让人担忧的可能是自己的饭碗，这不仅仅指的是普通岗位上的老百姓，也涉及高位在身的

领导者。这个时期，绝不可有得过且过地混日子的想法，应当保持不断进取的精神状态。否则，真的可能会丢掉饭碗。

模块三　职业生涯的自我管理

绝大多数人都把工作看做生活的一部分，但很多人在求职时既缺乏见识，又缺乏目的，不是一味的换工作，就是对自己则也不明智儿怨天尤人。还有的人担心自己不能做出正确的择业决定，因此对职业生涯管理整天忧心忡忡。其实不论任何年龄的人，要达到成功并是自己满意，都需要认真仔细的对待职业生涯管理问题，并且必须掌握能够是自己做出正确决定的方法。

在本模块你将了解到如下内容：

☞ 学习目标

通过对分析影响职业生涯的主客观因素，结合针对自身能力特点制定出的职业生涯目标，规划出适合自己发展的职业生涯，合理安排自己的就业之路。

学习内容

- 能够分析自我在职业生也规划中存在的问题
- 能够根据所处环境对职业生涯规划进行调整
- 能够编写职业生涯规划书
- 了解国外大学生如何进行职业生涯管理

任务一　高职学生职业生涯规划中存在的问题及评价调整

分析影响高职学生职业生涯发展的所有因素，可以发现环境是最主要的影响因素，而个人因素是内在原因。我们可以采取 SWOT 分析法来分析高职学生进行职业生涯规划中存在的各种问题。通过 SWOT 分析，可以帮助检测个人的能力、爱好和职业机会。通过它可以很容易知道个人优势和缺陷，清晰的认识自己。运用这种方法，有利于人们对于目前所处情景进行全面、系统的分析和研究，有帮助于人们制定发展战略和计划，或帮助人们针对存在问题采取有效的对策与措施。进行 SWOT 分析的第一步就是要对影响对象的各种因素进行详尽全面的分析，包括外部环境因素和内部能力因素。外在环境因素是指外部机遇和威胁，内部能力因素主要是指个体或组织的优势和劣势。通过综合高职学生职业生涯规划的各种因素，对高职学生职业发展的 SWOT 分析能够得到可能的解决方案。

一、高职学生职业生涯发展的优势因素分析

1. 培养目标的优势

高职的培养目标是培养与我国社会主义现代化建设要求相适应的，在生产、建设、管理、服务等第一线工作的高级技术应用性人才。高等院校有着专业的职业化定向培训，职业教育有很明确的市场定向和良好的就业竞争力，这些是当前高职生最突出的优势之一。高职院校的培养目标在为高职学生职业生涯发展发展的第一步奠定了良好的基础。高职院校以社会需求和技术领域需要为导向设置专业，并且按社会需求量有计划地招生，为学生在激烈的就业竞争中建立了一个生存空间，使其以后的职业方向有了明确的定位。

2. 专业技能的优势

高职院校对学生的培养，侧重于其基本技能，尤其是动手能力的培养，职业教育具有明确的职业岗位针对性，"以服务为宗旨，以就业为导向的"。良好的专业技术教育使高职学生不仅具备了行业岗位必需的扎实的专业理论，还拥有出色的专业技能和实践能力，使得他们早早发现了自己的职业需求和锻炼了自己的职业能力。有调查资料显示，社会对高级技术人员的培养远远不能满足社会的需要。正因为高职教育注重实践教学，实施产学结合，所以高职毕业生都是既有专业知识又有一技之长的技能型人才，始终在人才市场保有一定的竞争力。良好的职业技能使得高职学生在职业生涯规划中，拥有比不同学历层次的同龄人更为显著的优势。高职学生的技能优势既是其就业的优势更是其职业生涯发展的优势。

3. 培养成本的优势

相对普通的高等教育，高职教育在投入时间上节约了极大的成本。现行高职教育学制一般为2~3年左右，也就是说，学生真正走上职场的开始时间比受一般高等教育的学生要早。因此，即使有的学校没有对学生进行职业生涯教育，高职学生也会早早就开始自己的职业定位，为投入社会做准备。在家庭投资方面，本科生的培养成本要高些，而专科生的培养成本要低些；因此，本科生的就业期望值也自然要高一些。也就是说同样的专业，例如计算机或者英语，由于高职生要求的待遇比其他学历的竞争者要低，这一高一低自然使得高职学生在教育成本上的优势，变成了就业上的竞争优势，同样也是其职业生涯发展的优势之一。

二、高职学生职业生涯发展的弱势因素分析

1. 学历层次劣势

现在各用人单位对毕业生学历层次要求越来越高，有的单位，即使是只需要技术性人才，却偏偏要招聘研究生或至少本科生。随着近年来高校的不断扩招，高职学生在职业生涯规划中，更加容易感受到学历的威胁。高职学生在其职业发展的起跑线上，就遇到了困难。

2. 基础知识劣势

普通高等教育学制比高职院校大学生的学制要长，所掌握的基础知识会更多些，除此以外还有更重要的三个因素：一是教师队伍素质高；二是设施条件好，包括图书、设备等；三是学习环境好，包括学习氛围等。同时普通本科院校与高职院校的培养目标不同，本科院校侧重专业理论而高职院校则侧重于专业技能；所以，高职学生不仅在专业知识的掌握上处于劣势，高职学校在职业生涯规划教育领域也存在很多缺欠和不足之处，各高职院校在机构设置、经费投入、理论研究及人员素质方面都与他们有着一定的差距。

3. 学习能力劣势

学习能力的优劣对于职业生涯发展有着密切的联系。由于高职学生普遍年龄较小，独生子女偏多，依赖性强，农村或者家庭贫困的学生占有相当的比例。不少学生自我要求低，求知欲望不强烈。所以学习成绩更差一些，学习效

率更低一些，学习能力自然就处于劣势。学习能力的劣势自然也影响其今后职业发展的顺利。

三、高职学生职业生涯发展的机会因素分析

1. 较多的就业岗位

市场人才需求的结构属金字塔框架，即最基层的是直接操作的普通工人、高级技术人员，然后是普通管理人员、高级管理人员，最上层是企业所有者。高职学生作为受高等教育的群体之一，毕业后既可以做高级技术人员，也可以做普通管理人员、高级管理人员，有的还可以自己创业。高职开设的专业多为社会急需的紧俏专业；以自考高职专业为例，就开设了计算机应用、市场营销、物业管理、网络技术应用与服务、装饰艺术、智能建筑控制技术专业和数控应用等专业。现在的高职学生毕业就业去向多元化，职业选择的多样化也使高职学生的职业发展拥有比本科生更加充分的机遇。

2. 较大的发展空间

（1）继续深造　据了解，目前高职教育作为专科学历层次，高职可以续本，或者参加自考，当然也可以出国。也就是说高职学生的职业生涯的第一步，有可能不是迈向职场，而是选择继续深造。选择深造的学生可以在新的环境里，新的师长学友教导下，学习新的知识，继续自己的职业生涯规划，多多研究，早早准备。

（2）经济发展扩大就业　近几年我国经济持续健康发展，国内生产总值（GDP）增长率也保持在7%~8%左右。这一速度将对就业产生强有力的拉动，使每年就业岗位增长迅速，同时，由于经济结构和产业结构的调整力度增大，还可能相应创造出新兴的职业和岗位。社会的发展，经济的增长为高职学生就业提供了广泛的就业空间，高职学生也因此从中受益。

（3）西部开发的契机　西部大开发是我国跨世纪发展的战略，西部的生态重建、资源开发和城市化进程，使西部的人才需求空前增长。高职学生作为一个活跃在生产、建设、管理、服务第一线上的高级技术人才群体，不仅与我国社会主义现代化建设要求相适应，而且掌握着丰富的专业知识，具有较高的劳动技能和综合职业能力，能为西部的发展提供

丰富的人力资源。

四、高职学生职业生涯发展的威胁因素分析

1. 严峻的就业形势

由于生育高峰、大学扩招、农村富余劳动力向城市加速转移等等原因，失业人员与社会所能提供的岗位之间的比例正逐渐扩大，高校毕业生数量逐年攀升，大量毕业生同时涌向社会，是造成高职学生就业困难的主要原因。没有职业，即使有再宏伟的规划，也只能是一纸空谈。因此，高职学生职业生涯最大的威胁就来自于的正逐渐严峻的就业形势。

2. 社会的误解

目前社会一直对高职存在一种歧视和置疑的观点。不少家长错误地把高职理解为职高，认为高职生毕业了就是去当技术工人，认为高职是没有出路的选择，甚至连学生自己都怀疑自己的能力，更是觉得在上大学的同龄人跟前抬不起头来。不少招聘单位都愿意要本科、重点院校的毕业生，因为他们认为这些院校的毕业生素质高而且听上去比较体面。"品牌"效应也使得高职学生在职业发展中很容易处于被动局面。

五、制定策略

通过以上对四种因素的具体分析，可以列出各种策略。在对高职学生的职业生涯规划决策进行 SWOT 分析时，应当将环境分析所得到的各种因素根据轻重缓急或影响程度深浅等来排列。在这个过程中要求先将那些对高职学生的人生选择和长远发展有直接的、重要的、迫切的、长期的影响因素先排列出来，并且将其他间接的、次要的影响因素排列在后面。通过以上对高职学生职业发展影响因素的各种分析，可以得到四种决策方案：

1. s/o（最大与最大决策）	该决策着重考虑优势因素和机会因素，努力使这两种因素都趋于最大

续表

高职学生可采取的措施为	(a) 努力提高理论知识水平； (b) 适当降低就业期望，但是不要偏离自己职业规划的主干道； (c) 适当时候考虑去西部发展，为自己提供更多的职业发展空间
2. s/t（最大与最小决策）	该决策主要考虑优势因素和威胁因素，努力使优势因素最大，而使威胁因素趋于最小
高职学生可采取的措施是	(e) 了解自己，正确认识和评估自我； (d) 树立正确的职业理想，不受他人错误观点的诱导
3. w/o（最小与最大决策）	该决策这种考虑威胁因素和机会因素，从而使劣势减小，机会增大。
高职学生可采取的措施是	(f) 及早确立职业方向，为今后的职业生涯做准备； (g) 培养自己的职业能力，使自己适应人力市场的需求，适应不同的职业和不同层次的职位
4. w/t（最小与最小决策）	该决策着重考虑劣势因素和威胁因素，以便使各种不利因素趋于最小
高职学生可采取的措施为	(h) 改变学习态度，认真钻研，积累知识，为自己的事业发展打下坚实基础； (i) 高职的身份意味着在职业生涯起点时已拥有比别人更强的动手和实践能力，转变高职低人一等的思想； (j) 既做优秀的技术人才，又注意人文素质的培养，转变社会对高职素质较低的看法

通过构造 SWOT 分析图，对高职学生的特点和面临的机遇与挑战一目了然，通过客观的评价和判断，制定相应的对策，找到最匹配的解决方案，最大限度地发挥优势因素，克服弱势因素，利用机会因素，化解威胁因素，帮助高职学生进行正确的职业生涯规划。

任务二　职业生涯规划方案及实现途径

在综合考虑各种影响因素之后就可以给自己制定职业生涯规划方案了。为了使方案更加合理，往往会采用以下步骤：

一、首先要对自己提出如下问题

1. Who are you?

对于第一个问题"我是谁？"应该对自己进行一次深刻地反思，有一个比较清醒地认识，优点和缺点，都应该——列出来。

2. What you want？

第二个问题"我想干什么？"是对自己职业发展的一个心理趋向的检查。每个人在不同阶段的兴趣和目标并不完全一致，有时甚至是完全对立的。但随着年龄和经历的增长而逐渐固定，并最终锁定自己的终身理想。

3. What can you do？

第三个问题"我能干什么？"则是对自己能力与潜力的全面总结，一个人职业的定位最根本的还要归结于他的能力，而他职业发展空间的大小则取决于自己的潜力。对于一个人潜力的了解应该从几个方面着手去认识，如对事的兴趣、做事的韧力、临事的判断力以及知识结构是否全面、是否及时更新等。

4. What can support you？

第四个问题"环境支持或允许我干什么？"这种环境支持在客观方面包括本地的各种状态比如经济发展、人事政策、企业制度、职业空间等；人为主观方面包括同事关系、领导态度、亲戚关系等，两方面的因素应该综合起来看。有时我们在职业选择时常常忽视主观方面的东西，没有将一切有利于自己发展的因素调动起来，从而影响了自己的职业切入点。而在国外通过同事、熟人的引进找到工作是最正常也是最容易的。当然我们应该知道这和一些不正常的"走后门"等歪门邪道有着本质的区别。这种区别就是这里的环境支持是建立在自己的能力之上的。

5. What you can be in the end？

明晰了前面四个问题，就会从各个问题中找到对实现有关职业目标有利和不利的条件，列出不利条件最少的、自己想做而且又能够做的职业目标，那么第五个问题有关"自己最终的职业目标是什么"自然就有了一个清楚明了的框架。

最终的职业目标是什么，回答了这五个问题，找到它们的最高共同点，你就有了自己的职业生涯规划。最后，将自我职业生涯计划列出来，撰写职业生涯规划书，通过系统的学习、培训，实现就业理想目标；选择一个什么样的单位，预测自我在单位内的职务提升步骤，个人如何从低到高逐级而上。预测工作范围的变化情况，不同工作对自己的要求及应对措施；预测可能出现的竞争，如何相处与应对，分析自我提高的可靠途径；如果发展过程中出现偏差，如果工作不适应或被解聘，如何改变职业方向。

二、根据个人需要和现实变化，不断调整职业发展目标与计划。

职场上常说，计划赶不上变化。对于自己碰到的问题和环境，需要及时调整发展规划，一成不变的发展计划有时形同虚设。根据职业方向选择一个对自己有利的职业和得以实现自我价值的单位，是每个大学生的良好愿望，也是实现自我的基础，但这一步的迈出要相当慎重。就人生第一个职业而言，它往往不仅是一份单纯的工作，更重要的是它会初步使你了解职业、认识社会，一定意义上它是你的职业启蒙老师。

三、如何落实规划

制订好一系列的职业发展规划后，如何将其最终落实是每个规划制订者所必须考虑并面对的一个问题。做一个好的计划若没有实施上的细则，就无法保证计划顺利进行。应对职场纷繁复杂的信息和变动选择的成功法则就是必须建立有效的信息整理、分析和筛选系统，再结合自身竞争力合理规划职业生涯。这样才能在职业发展过程中凭借良好的职场敏感度达到职业成功的彼岸。

阅读材料

职业生涯规划书模板

封面

引言

一、自我分析（对自己进行全方位、多角度的分析）

1. 职业兴趣——喜欢干什么；

2. 职业能力——能够干什么；

3. 个人特质——适合干什么；

4. 职业价值观——最看重什么；

5. 胜任能力——优劣势是什么。

自我分析小结：

二、职业分析（对影响职业选择的相关外部环境进行较为系统的分析）

1. 家庭环境分析。如经济状况、家人期望、家族文化等以及对本人的影响

2. 学校环境分析。如学校特色、专业学习、实践经验等

3. 社会环境分析。如就业形势、就业政策、竞争对手等

4. 职业环境分析

u 行业分析（如 xx 行业现状及发展趋势，人业匹配分析）

u 职业分析（如 xx 职业的工作内容、工作要求、发展前景，人岗匹配分析）

u 企业分析（如 xx 单位类型、企业文化、发展前景、发展阶段、产品服务、员工素质、工作氛围等，人企匹配分析）

u 地域分析（如 xx 工作城市的发展前景、文化特点、气候水土、人际关系等，人城匹配分析）

职业分析小结：

三、职业定位

综合第一部分（自我分析）及第二部分（职业分析）的主要内容得出本人职业定位的 SWOT 分析：

内部环境因素	优势因素（S）	弱势因素（W）
外部环境因素	机会因素（O）	威胁因素（T）

结论：

职业目标	将来从事（××行业的）××职业
职业发展策略	举例：进入××类型的组织（到×地区发展）
职业发展路径	举例：走专家路线（管理路线等）
具体路径	举例：××员——初级××——中级××——高级××

四、计划实施

计划实施一览表

计划名称	时间跨度	总目标	分目标	计划内容 （参考）	策略和措施 （参考）	备注
短期计划	（大学计划）20xx年~20xx年如大学毕业时要达到…如：大一要达到…大二要达到……或在xx方面要达到…如专业学习、职业技能培养、职业素质提升、职业实践计划等如大一以适应大学生活为主，大二以专业学习和掌握职业技能为主…，或为了实现xx目标，我要…大学生职业规划的重点					
中期计划	（毕业后五年计划）20xx年~20xx年如毕业后第五年时要达到…如毕业后第一年要第二年要…或在xx方面要达到…如职场适应、三脉积累（知脉、人脉、钱脉）、岗位转换及升迁等省略大学生职业规划的重点					
长期计划	（毕业后十年或以上计划）20xx年~20xx年如退休时要达到…如毕业后第十年要第二十年要…如事业发展，工作、生活关系，健康，心灵成长，子女教育，慈善等省略方向性规划					

详细执行计划如下：

本人现正就读大学x年级，我的大学计划是……

五、评估调整

职业生涯规划是一个动态的过程，必须根据实施结果的情况以及因应变化进行及时的评估与修正。

1. 评估的内容

a. 职业目标评估（是否需要重新选择职业?）假如一直……，那么我将……

b. 职业路径评估（是否需要调整发展方向?）当出现……的时候，我就……

c. 实施策略评估（是否需要改变行动策略?）如果……，我就……

d. 其他因素评估（身体、家庭、经济状况以及机遇、意外情况的及时评估）

2. 评估的时间

一般情况下，我定期（半年或一年）评估规划；

当出现特殊情况时，我会随时评估并进行相应的调整。

3. 规划调整的原则

结束语。

任务三　中外大学生职业发展规划教育面面观

一、美国大学的模块化职业规划课程

第一模块是针对大学一年级新生的"自我评定"，该课程模块的主要目标是帮助学生建立全面的自我认识，充分了解个人的优势和特点，对自己作出客观、准确的评价。这是学生开始设计职业发展路径的起点，也是最终作出正确职业选择的前提。为了帮助学生开展好自我评定，建立一个完整的自我概念，许多大学都在课程中帮助学生对自己的性格、行为、需要、动机、兴趣、技能、天赋、工作风格、职业取向和价值观念等众多方面进行评估。除了组织学生开展自我测评活动以外，教师还使用纸质量表和计算机软件对学生进行评价，向学生提供更加科学、可靠的评定信息。

在大学生进入二年级之后，职业规划课程转入第二个模块"专业与职业探索"，即帮助学生尽可能多地开展职业调研，分析和确定那些符合自身条件的专业与职业，并且列出一个想要从事的工作的目录，逐一找到个人特征与职业特征之间的合理匹配。在这个阶段，教师并不催促学生立刻决定将来从事哪个行业，而是引导学生对所有相关职业的优势和劣势进行剖析，从而获得对于职业的初步理解，基本确定自己喜欢的工作领域。

第三个模块是"职业尝试"，帮助大学三年级的学生开始对所选择的职业进行实际体验，获得基于工作实践的职业认知和经验积累。在这个课程模块中，授课教师要向学生介绍开展职业实习的各种途径、相关信息和必备条件等，并且鼓励学生主动、积极地参加多种与职业尝试有关的活动，使他们能够通过亲身实践进一步明确个人的奋斗目标，制定具体的行动方案。在任课教师的协助下，学生可以通过多种多样的形式进行职业体验，如开展职业实习、参加学校与用人单位联合举办的培训项目、开展校外的暑期工作、承担校内的勤工俭学任务、担当志愿者、成为行业协会的学生会员等。

二、日本大学的就业体验教育

日本大学的就业体验活动体现并实践着职业生涯教育的核心理念，被确定为大学职业生涯教育非常重要的组成部分。正是如此，家庭、企业、政府部门和社会团体等从各自的职责出发以就业体验活动为契机，积极与大学合作，改善和充实现有的大学教育，促进大学教育与职业社会的融合。在大学生中开展就业体验的目的：①使学生认识学校学习与职业工作的关系，让他们在实践中亲身感受学校所学的知识是如何应用于实际工作之中，了解实际中最重要的知识、技能是什么，从而将自己现在的学习与将来的职业相联系，明确学习目的，激发了学习动机；②使学生在实践中品尝到职业工作的酸甜苦辣，加深自我认识，发现自己的职业适应特性，在与共同劳动的不同年代人的接触和交流中，提高社会交往能力，学习大量的社会知识；③通过就业体验活动，进一步加强学校与社会、企业的联系，深入了解社会的需要和对大学教育的期待，学校在组织就业体验活动时，也能广泛与各界人士交流，改革学校的教育内容和方法，培养社会需要的优秀人才；④通过就业体验活动，满足企业选拔人才的愿望和需求。在学生就业体验过程中，企业可以直接对学生进行多方面的观察和考验，从而发现需要的人才。

三、德国大学的职业生涯服务机构

20 世纪 70 年代以来，几乎每所德国高校都设立了学生咨询处，为学生提供学业上和就业上的多种咨询服务。具体主要有这三种形式：

一是学业咨询，主要针对选专业、转专业的咨询。

二是联邦劳动局的高校内部团，主要在学生从学业到职业转变过程中提供支持与帮助。

三是心理咨询，主要帮助学生解决学业压力，考试焦虑等心理问题。

20 世纪 90 年代以来，许多高校特别成立了学生职业生涯服务机构，成为连接学校与社会的桥梁，为学生提供更多更实际的职业准备方面的服务，如应聘辅导，举办就业招聘会，寻找实习与工作位置，生涯规划等。在某些大学，这一部门与联邦劳动局的高校内部团合二为一，如不莱梅大学。

如今，德国已超过100所高校都设置了这种学生职业生涯服务机构，提供形式多样的有关就业方面的信息与职业生涯辅导，并保证从业人员的专业素质和经费投入。在德国，所有的大学生都有机会得到职业规划的咨询服务。从大学入学前的招生咨询开始，学校就辅导学生根据自己的特长、兴趣、爱好、自身素质以及职业目标来选择学校和专业；在学生入学后，帮助学生进行职业生涯的设计和辅导；同时，注重学生就业前的实用职业能力培训和综合素质培训。绝大多数人从就业准备、职业变换直到职业定位结束，都会接受各种形式的职业培训和辅导。职业生涯服务机构也针对学生的心理状态、人生价值、职业需求、职业技能及对未来期望等各方面进行评估，参考学生心理、个性、能力等方面的测评结果，对学生进行就业辅导与长期的职业规划。

 思考与拓展

1. 根据本模块所学知识和方法对自己的职业生涯规划进行 SWOT 分析。
2. 根据对自身的认识和所学知识编写职业生涯规划书。

项目三　医药行业就业指导

模块一　正确对待就业

随着我国市场经济体制的不断完善和经济的全球化发展，人才流动和按照市场规律配置人才也将成为必然。就医药行业来看，要大力培育医药行业的专业人才，强化医药专业人才的市场服务功能，提高医药专业人才的市场服务水平，充分发挥医药专业人才在配置人才资源中的重要作用，对于我们每一个面临就业的医药专业毕业生来说，都是一个需要认真思考的问题。

作为当今社会的大学生，在面临就业问题时"认识自我"是至关重要的。可以说"认识自我"是就业迈出的第一步。"认识自我"是指客观地认识和评价自我，是自我就业意识的主要内容。"认识自我"对树立正确的就业观、保持健康的求职心理状态起着很重要的作用，是我们未来求职的强大动力，也是我们成功就业和职业生涯规划实现的有效途径。

在这个模块中，我们将学习到以下内容：

☞ 学习目标

通过对当前就业形势、大学生原有就业观念的分析，帮助应届毕业生在面临就业问题时，认清个人意愿与社会就业机会的契合度，帮助学生树立正确的就业观念。

学习内容

- 树立就业新观念
- 直面人生，树立求职的信心
- 做好角色转换，迈出充满希望的职业生涯第一步

任务一　树立就业新观念

一、认识自我——迈向职场的第一步

求职就业的第一步是首先要回答"我是谁"，伟大领袖毛泽东说过："人贵有自知之明"，就是在告诉我们"认识自我不容易"，但对于求职就业来说"认识自我很重要"。试着分析一下自己的气质、性格、能力、兴趣、爱好、优势和劣势，也可以看一下自己的生理素质和知识结构，其目的在于真正意义上了解自己适合从事什么工作。对自己进行全面分析，是整个求职就业的基础。有选择的突出自己的优点、扬长避短，把自己的优势转化成为对方需要的亮点，事实证明，在众多求职者实力相差无几的情况下，究竟鹿死谁手，就看谁能展示自己与众不同的特长。所以说，"认识自我"是求职就业的基础。

1. 我的气质属于哪种类型

气质是指个体一贯表现出来的比较稳定的动力特征。气质类型是与生俱来的，不同于性格，性格本身具有可塑性。而一个人什么都可能改变，惟有气质类型要伴随一生。心理学上把气质分为多血质、胆汁质、黏液质和抑郁质四种。人的气质不同，在职业活动中的表现也就不同，对各种职业的适应性也就会存在一定的差异。准确了解和掌握自己的气质类型，有利于对自己进行合理的人职匹配。

（1）胆汁质型　胆汁质类型的特征是：好冲动、情感发生快、强烈而持久，动作迅速而强烈，对自己的言行不能控制，反应速度快，但不灵活。具有这种类型特征的人，在情绪反应上易受感动，情感一旦发生就很强烈，久久不能平静，易同人们发脾气、性情暴躁、易怒，情绪不能自制。在行为方面的表现：积极参加各种活动，有创新精神、工作积极，遇到困难时能以极大毅力去克服困难。

胆汁质的优点是有毅力、积极热情、有独创型。不良表现是缺乏自制性、粗暴和急躁、易生气、易激动。这类型的人要注意在耐心、沉着和自制力等方面的心理修养。

适合职业：适宜选择那些工作不断转换、环境不断变化、不断有新活动的职业，如导游、外事接待、推销员、节目主持人、演讲者和演员等，而不适宜从事那些需要注意力高度集中、事情处理过程需细心检查核对等特点的职业。

（2）多血质型　多血质类型的特征是：情绪不稳定、情感的发生迅速而易变，思维语言迅速而敏捷、活泼好动。在情绪反应上表现为快而多变，但不强烈，情感体验不深，但很敏感。在行为方面表现为活泼好动、机敏、爱参加各种活动，但常常有始无终。

该类型的人适应性强、善于交际，待人热情，学习上领会问题快。但也表现出、轻率、不忠诚等。该类型的人要注意在刻苦钻研、有始有终、严格要求等方面的心理修养。

适合职业：适宜从事与人打交道的职业，如售货员、服务业、咨询、导游业、外交、管理、公关、驾驶员、医生、律师、运动员、冒险家和侦探。

（3）黏液质型　黏液质类型的特征是：性情沉静，情感发生缓慢而微弱，不外露、动作迟缓、易抑制、沉默寡言。该类型的人在情绪方面表现为沉着、平静、迟缓、心境平稳、不易激动，很少发脾气、情感很少外露。在行为方面表现为沉默寡言、面部表情单一，胸怀宽广，不计小事，能委曲求全，自制力强，活动中表现为有条有理、深思熟虑、坚韧不拔。

这种人容易形成勤勉、实事求是的精神，坚韧性等特征，但也可能发展如萎靡、迟钝、消极、怠惰等不良品质。

适合职业：适宜做持久耐心细致的工作，如财务管理、外科医生、法官、出纳员、会计、话务员和播音员等。

（4）抑郁质型　抑郁质类型的特征：性情脆弱、情感发生缓慢而持久，动作迟钝、柔弱易倦。具有这种类型特征的人在情绪方面表现为情感不易老化，比较平静，不易动情。情感脆弱、易神经过敏，容易变得孤僻。在行为方面表现为动作迟缓。胆小、不喜欢抛头露面，反应迟钝。这种人易形成伤感、沮丧、由于、深沉、悲观等不良心理特征。

适合职业：适宜选择校对、统计、打字、秘书、化验等工作。

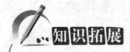

气质类型自测

下列四组气质类型测试题，可以帮助你确定自己的气质类型，请你依次阅读题目，对完全符合自己的，在题目前的 [   ] 记 3 分；如果处于模棱两可之间——既符合又不太符合的，在 [   ] 前记 1 分；不符合的，在 [   ] 前记 0 分，最后计算出自己在每组气质类型的总分。如果你在某一组类型的得分明显高于其他三组（均高于 4 分以上），则可定为某典型气质；如果两种气质的得分接近（差异小于 3 分），且又明显高于其他两种，则为两种气质混合型。事实上，大多数人总是以某种气质为主，又附有其他气质。

A 组

[   ] 1. 到一个新环境很快就能适应

[   ] 2. 善于与人交往

[   ] 3. 在多数情况下情绪是乐观的

[   ] 4. 能够很快忘记那些不愉快的事情

[   ] 5. 接受一项任务后，总希望迅速完成

[   ] 6. 能够同时注意几件事情

[   ] 7. 疲倦时只要短暂休息，就能精神抖擞地投入工作

[   ] 8. 讨厌做那些需要耐心、细致的工作

[   ] 9. 符合兴趣的事干起来劲头十足，否则就不想干

[   ] 10. 假如工作枯燥乏味，马上就会情绪低落

[   ] 11. 反应敏捷、头脑机智

[   ] 12. 希望做变化大、花样多的工作

B 组

[   ] 1. 喜欢在公开场合表现自己，有强烈的争第一倾向

[   ] 2. 做事有些莽撞，常常不考虑后果

[   ] 3. 做事总有旺盛的精力

[   ] 4. 宁愿侃侃而谈，不愿窃窃私语

[   ] 5. 容易激动，每每出口伤人，而自己不觉得

[   ] 6. 羡慕那些能够克制自己感情的人

[ ] 7. 喜欢运动量大和场面热烈的活动

[ ] 8. 情绪高时，干什么都有兴趣，情绪不高时，干什么都不感兴趣

[ ] 9. 认准一个目标就希望尽快实现，甚至饭可不吃，觉可不睡

[ ] 10. 遇到可气的事就怒不可遏，想把心里的话一吐为快

[ ] 11. 爱看情节起伏、激动人心的小说和电影、电视

[ ] 12. 喜欢争辩，总想抢先发表自己的意见，力图压倒别人

C 组

[ ] 1. 善于克制、忍让、不计小事，能容忍别人对自己的误解

[ ] 2. 能较长时间地在某一事物集中注意力，不容易分心

[ ] 3. 能够较长时间地做枯燥单调的工作

[ ] 4. 不易激动，很少发脾气，情感很少外露

[ ] 5. 不喜欢长时间谈论一个问题，愿意实际动手

[ ] 6. 对工作采取认真、严谨、始终如一的态度

[ ] 7. 喜欢有条不紊的工作

[ ] 8. 与人交往不卑不亢

[ ] 9. 遇到令人气愤的事能很好地自我控制

[ ] 10. 喜欢安静的环境

[ ] 11. 做事力求稳妥，不做没有把握的事

[ ] 12. 埋头苦干，有耐久力

D 组

[ ] 1. 宁愿一个人干，不愿和许多人在一起

[ ] 2. 心中有事，宁愿自己想，也不想说出来

[ ] 3. 学习和工作时常比别人更感疲倦

[ ] 4. 对新知识接受很慢，但理解后就很难忘记

[ ] 5. 爱看感情细腻、人物心理活动丰富的文学作品、电影、电视

[ ] 6. 遇到问题总是举棋不定，优柔寡断

[ ] 7. 碰到陌生人觉得很拘束

[ ] 8. 厌恶那些强烈的刺激，如尖叫、噪音、危险镜头

[ ] 9. 感情比较脆弱，一点小事能引起情绪波动，容易神经过敏

[ ] 10. 当工作或学习失败，会感到很痛苦，甚至痛哭流涕

[ ] 11. 当感觉烦闷时，别人很难使自己高兴起来

[ ] 12. 碰到危险情况时，常有一种极度恐惧感

结果：

如果你在 A 组测试中取得高分，那么你属于多血质的气质类型，较适合从事记者、律师、公关人员、艺术工作者、秘书和其他社会工作者。

如果你在 B 组测试中取得高分，那么，你就是胆汁气质类型的人，较适合从事运动员、勘探工作者、飞行员、探险者、演说家、营业员、宾馆招待员等职业。

如果你在 C 组测试中取得高分，那么你就是粘液质气质类型的人，较适合的职业有医务工作者、图书管理员、翻译、商务、教师、科研人员等。

如果你在 D 组测试中取得高分，那么，你就是抑郁气质类型的人，较适合从事作家、画家、诗人、打字员、音乐家、校对等职业。

2. 我的性格有哪些特点

对于大学生来说，求职时必须要考虑的一个问题就是自己的性格与职业的适应性。性格是指一个人在生活中形成的对现实的稳固的态度，以及与之相对应的行为方式。性格的概念是非常复杂的，包括的范围很广，几乎涉及人的心理过程的各个方面，由于性格的不同，每个人对于工作的态度也各不相同。

而性格影响着一个人对于职业的适应性。所以，选择职业要考虑我们自己的性格，尽量选择适合自己性格特点的工作，选择自己的性格最易适应的职业，否则，我们只能改变自己的性格来适应职业的要求。了解自己的性格属于哪种类型，我们便可以在工作中扬长避短，让我们更好的适应工作岗位，令我们的工作更加愉快。

人与人之间是存在性格差异的，性格分为以下四种常见类型：

（1）敏感型　这类人精神饱满，好动不好静，办事爱速战速决。但行为常常带有盲目性。与人交往中，通常会拿出全部的热情，但受到挫折后容易消沉。这类人很常见，在运动员、行政人员和各种职业的人当中都存在。

（2）感情型　这类人情感丰富，喜怒哀乐溢于言表。别人很容易了解

他的经历和困难，不喜欢单调的生活，爱刺激，爱感情用事。生活中喜欢明亮的色彩，对新事物兴趣浓厚。在与人交往中易冲动，优势也反复无常，傲慢无礼，所以容易给人以不易相处的感觉。这类人演员、活动家和护理人员中较多。

（3）思考型　这类人善于思考，逻辑思维发达，有较成熟的思想观念，一切从实际出发，一旦做出决定，必定持之以恒。生活和工作非常有规律，爱整洁，时间观念强，重视调查研究。但这类人思想僵化、教条、容易纠结于细节。这类人多从事工程师、教师、财务人员、数据处理人员等职业。

（4）想象型　这类人想象力丰富，喜欢憧憬未来，喜欢思考。在生活中，不爱注重小节问题，对不能了解其价值观想法的人往往很不耐烦。行为刻板，不合群，难以相处。这类人在科学家、研究人员、艺术家、作家中居多。

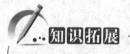知识拓展

性格倾向测试

通过下面简单的测试，判断自己属于哪种性格类型，每题 4 个空，最符合的填写 4；其次填写 3；再次填写 2，；最不符合填写 1。

1. 我给别人的印象可能是

A. 经验丰富

B. 热情

C. 灵敏

D. 知识丰富

2. 当我按计划学习时，我希望通过这个计划能够

A. 取得预期效果，不要浪费时间和精力

B. 有趣，并能和有关人员一起进行

C. 计划性强

D. 能产生有价值的新成果

3. 我的时间很宝贵，所以总是首选确定要做的事情

A. 有无价值

B. 能否使别人感到有趣

C. 是否安排得当，按计划进行

D. 是否考虑好了下一步计划

4. 对我来说，最满意的情况是

A. 比原计划做的多

B. 对别人有帮助

C. 通过思考解决了问题

D. 把一个想法和另一个想法联系起来了

5. 我喜欢别人把我看成是一个

A. 能完成任务工作的人

B. 充满热情和活力的人

C. 办事胸有成竹的人

D. 有远见卓识的人

6. 当别人对我不礼貌时，我往往

A. 立即表现出不愉快

B. 心情不快，但能很快消除

C. 谴责对方

D. 不理它，考虑自己的事情

评分规则：

ABCD 四项的分数分别相加，得出四个总分数，如 1A＋2A＋3A……，1B＋2B＋3B……以此类推。分数最高的一项，就是你的性格倾向。

A. 敏感型

B. 感情型

C. 思考型

D. 想象型

3. 医药行业从业者有哪些特质

医药专业的大学生群体的特征存在一定的共性，如轻松、活泼、愉快、尊重现实和科学、内心稳定、易感情用事等。而健康的医药行业的职业人格是医药行业从业者的核心部分，也是医药行业可持续发展的重要条件。所谓职业人格是指人作为职业权利和义务的主体所应具备的基本品质和心理特征，是一定社会政治制度、物质经济关系、道德文化、价值取向、精神素养、理想情操、行为方式的综合体。作为医药行业的从业者，应该加强以下几个方面的职业人格。

（1）稳定的职业心理 稳定的职业心理是指具有较强的职业自尊和职业竞争心理，能够正确对待职业过程中的困难和挫折，能够不断激励自己在职业中健康发展。医药行业从业者稳定的职业心理指的是能够对病人负责、对自己负责、对同仁负责，能够以平和的心态对待工作中的困难，能够冷静处理和分析工作中的得失，能够不断克服自身的不足，不断完善自身的人格，不断提高自身的专业知识，保持良好的职业素养。

（2）正确的职业观念 职业观念是人们对职业活动的认识、态度、看法和观念，是一个人的世界观、人生观、价值观在职业活动中的反应。树立正确的职业观念是做好本职工作的前提。正确的医药行业从业者的职业观念有利于学生树立正确的职业平等观和职业荣誉观，有利于树立正确的职业义利观和职业价值观，有利于学生根据自身特点与社会需求树立职业理想。最重要的是有利于医药行业从业者树立正确的职业道德，在工作中严格要求自己，精益求精，全心全意为人民服务，形成正确的职业观念。

（3）良好的职业性格 职业性格是一定的职业对从业者在性格上的基本要求，每一种特定的职业都要求从业者具有适应其特点的职业性格。良好的职业性格对从业者能力的提高和事业的发展起着极大的推动作用。医药行业的职业特点是实践性、服务性、风险性很强的行业，这就要求医药行业从业人员必须具有耐心、热心、细心、诚心、爱心等性格特征。

（4）过硬的职业技能和专业知识 职业技能是一个人做好本职工作的前提和保证，职业技能包括专业知识和社会能力两个方面。专业知识是上岗后能适应工作的前提，社会能力是做好工作的保证，一个人要想做好工作，这两项能力缺一不可。医药行业是救死扶伤、保护人民生命健康的事业，要求从业人员必须有扎实的专业知识，较强的实践能力，良好的沟通能力和创新能力，只有具备这些职业技能，才能更好地在医药行业发展。

的发展，为更好地从事医药行业的工作打下坚实基础。

二、医药行业的发展前景和就业形势

医药行业是一个公认的国际性朝阳行业，在各国的产业体系和经济增长中，都起着举足轻重的作用。医药行业是我国国民经济的重要组成部分，主要包括以下几个门类：化学原料药和制剂、中药材、中药饮片、中成药、抗生素、生物制品、生化药品、医疗器械、卫生材料、制药机械、药用包装等。而全社会对医药行业的关注程度可见一斑，同时，医药行业的人才需求量也是逐年攀升。

当前，世界医药行业呈现两大发展趋势：一是超大规模的跨国制药企业的资本并购重组活动高潮迭起，二是医药高新技术领域的竞争日期白热化。这样的发展趋势就意味着未来更加激烈的国际竞争，也必将提高全球医药行业的人才需求量。同时，世界排名前20位的跨国医疗公司都在中国设立了合资工厂，这也为我国医药行业提供了大量的求职就业机会。如2001年4月，阿斯利康投资一亿美元在无锡设立合资工厂；2001年10月葛兰素史克在天津投资1.36亿美元在天津修建工厂轰动一时。另外西安杨森、天津中美史克等企业的进入，也带动了我国医药行业的发展，为我国医药行业发展在资金、就业机会、产品、技术、理念和营销方法、人才引进方面都带来了巨大益处。随着跨国企业到中国投资设厂，也给我国带来了全新的市场营销与产品推广模式，随之产生了一些新的职位，如医药代表、产品专员、医药职业经理人等。

综上所述，可见社会对医药专业人才的需求量正在不断增加，本专业的大学生就业率高达95%。医药行业发展较快，尤其是生活水平提高以后，人们对医疗、保健的意识增强，需求量也在增大，这就导致医药行业的很多企业对医药专业人才比较青睐，医药行业是一个新兴行业，也是尖端的行业，就业及发展前景甚好。

三、树立正确就业观，顺利实现学生向职业人的角色转换

现在毕业生求职就业很难，但难的关键问题是在于"眼高手低"。在

招聘会上，我们经常会看到这样的情况，知名大企业的展位处，求职的学生排着长龙似的队伍，但招聘的职位却少之又少，甚至多数是基础的操作岗位；中小型企业的展位处，应聘的学生寥寥无几，但用人单位提供的职位相对优越。还有一种情况是，多数毕业生在选择职位的时候，往往会关注于医药研发人员、医药管理人员、医药营销人员等岗位，而不屑于关注医药生产岗位、后勤保障类岗位的工作机会。

针对以上情况，作为初入职场的求职者，我们应当转换思维、树立全新的就业观，顺利实现学生向职业人的角色转换。

1. 放低姿态，先从基础岗位做起

在参加招聘会前，我们内心往往会存在这样的想法："我一定要找一份体面的工作，只考虑药品研发、管理岗位，什么生产、营销岗位怎能是我一个专业人士所能从事？"但当你到了招聘会现场，面对人头攒动的求职人流，这样的想法往往会受到很大的打击和挫败。这样的经理告诉我们，求职应当放低自己天之骄子的姿态，先从基础岗位做起，为自己未来的职业发展打下坚实的实践基础。正所谓量变产生质变，没有基础操作的实践经验积累，绝不会有研发的成果。

2. 明确职业目标，做好发展规划

求职首先要明确自己的就业目标是什么，这一点在参加招聘会之前就应该想清楚，自己将来到底打算做什么，不要单纯一味地为了找工作而找工作。如果没有明确的目标而去盲目地参加各种招聘会、宣讲会，即便找到了工作，也不会很适合自己未来的发展。

3. 科学的择业观是关键

找工作要有科学的择业观，就是要对自己有一个准确的定位。每个人内心都想找一份风光体面的工作，但前提是必须认清自己的能力与长处。在就业竞争日趋激烈的今天，首先要保证的是实现就业，经过理性地分析明确自己能够胜任某项工作，就要自信地去应聘。往往好工作都有激烈的竞争，一定要有心理准备，降低期望值，保持一个良好的择业心态。

4. 兴趣是快乐工作的源泉

"学之者不如好之者，好之者不如乐之者"。如果一个人的职业兴趣与自己所从事的工作相匹配，那么无论对其个人发展来说，还是对用人单位来说，都将受益匪浅。所以，在现代的求职过程和职场生活中，了解自己的职业兴趣和应聘的求职岗位的匹配程度至关重要。所以，在求职过程中，我们一定要了解自己的兴趣所在，找一份自己喜欢的工作，一定要是自己心的选择，因为只有兴趣才是你快乐工作的源泉。

5. 坚持不懈，以一个职业人的标准严格要求自己

我们在求职过程中，往往带着学生的稚气、迷茫和懵懂。因为我们不知道未来的工作具体是什么样的，会给我们带来哪些挑战和机遇。这就要求我们首先要有坚持不懈的精神，始终尽力以一个职业人的标准严格要求自己。在平日的学习生活中，以高标准的职业素养严格要求自己，锻炼自己，这样才能在我们未来的就业的天平上加上一个有力的成功砝码。

任务二　直面人生，树立求职信心

一、正确应对求职过程中的挫折，疏导负面情绪

面对离校，面对就业，面对工作，我们应当学会平静地接受失败。失败是生活中的一部分，是人生宝贵的财富。在学校的时候，学习生活相对简单，我们很少经历失败。尤其是在学校读书的时候，有家长的关心和爱护，有老师的耐心指导，我们很少独立解决问题。但走上社会之后就会慢慢发现，人外有人，山外有山，自己其实只是一个非常普通的人，没有什么超出常人的优势。一点开始工作，就看工作成绩和表现，不管学历，不管过去在学校取得的成绩和奖状，工作能力才是硬道理。千万不要躺在学校取得的功劳簿上，觉得自己理应受到重视，那样往往会导致心态上的失落。另外，在实际工作中，我们也会遇到很多困难和挑战，有很多是我们很难解决的。其实失败本身并不可怕，重要的是不能被失败击倒，要积极地从失败中总结出经验和教训。成功往往不能给我们更多的经验教训，而失败暴露了自身的弱点，这样才能改进，才能给自己进步的机会。

那么，在面临求职过程中的挫折，我们应该如何及时疏导自的负面情

绪呢？这当然会有很多的方法，我们可以结合自身的心理状态，看一下那种方法更适合自己。

1. 自我暗示法

暗示作为一种心理疗法，可稳定情绪，改善心理、行为和生理状态。当遇到失败的烦恼时，学会暗示自己"一切都会过去"、"知足常乐"等。这样心情就会轻松，头脑就会冷静。

2. 小事糊涂法

在实际生活中，许多人往往不能控制自己的情绪，遇到不顺心的事，要么借酒消愁，吸烟解闷；要么以牙还牙或破罐子破摔，更有甚者轻生厌世，这些都是一些错误的做法。小事糊涂既能使非原则的矛盾悄然化解，也可使紧张的人际关系变得缓和些。

3. 疏泄释放法

心中有压抑、忧愁、委屈、烦恼时，可向家人、朋友倾诉，以求得到劝解与帮助，或哭出来，或一吐为快，若一直闷在心里，迟早积聚成一颗"定时炸弹"。

4. 精神转移法

郁闷或忧伤时，头脑中会产生强烈的兴奋剂，此时不妨去做一些平时感兴趣的事，如看电影、散步、玩游戏机或打球等，寻找一些"新颖刺激"，让新的兴奋灶冲淡或抵消原有不良情绪。

5. 自嘲自解法

面对失败的不良情绪，应学会自嘲自解，如自嘲自己的愚昧、无知、缺陷，甚至狼狈相。这样不仅不会贬低自己，反而会缓解情绪，分散自己的精神压力。

二、掌握适合自己的心理调适方法

面对就业求职，也就面临着参与社会生活，就必须受到一定的社会规范的制约和限制，面对工作中的挑战和压力，这就要求我们，作为初入职场的职业人，要根据环境的变化及时调整自己，有效化解心理矛盾冲突，尽可能减少心理问题的发生率，使之适应于工作及社会生活的要求。

1. 回避

转移注意力，尽可能躲开导致心理困境的外部刺激。在心理困境中，人的大脑里往往形成一个较强的兴奋灶。回避了相关的外部刺激，可以使这个兴奋灶让位给其他刺激引起的新的兴奋灶。兴奋中心转移了，也就摆脱了心理困境。

2. 变通

变恶性刺激为良性刺激，酸葡萄与甜柠檬效应。心理学上又叫合理化。就是通过找一些理由为自己开脱，以减轻痛苦，缓解紧张，使内心获得平衡的办法。弗洛伊德指出，常见的合理化有两种：一是希望达到的目的没有达到，心理便否定该目的的价值或意义，俗称酸葡萄效应。二是未达到预定的期望或目标，便提高目前现状的价值或意义，俗称甜柠檬效应，如狐狸吃不到葡萄，就说葡萄是酸的，只能得到柠檬，就说柠檬是甜的，于是便不感到苦恼。心理调适可借用某种合理化的理由来解释事实，变恶性刺激为良性刺激。

3. 转视

换个角度看问题，横看成岭侧成峰。因为并不是任何来自客观现实的外部刺激都可以回避或淡化的。但是，任何事物都有积极和消极的方面。同一客观现实或情境，如果从一个角度来看，可能引起消极的情绪体验，使人陷入心理困境；如果从另一个角度来看，就可以发现它的积极意义，从而使消极情绪体验转化为积极情绪体验，走出心理困境。

4. 换脑

换一种认知解释事物，更新观念，重新解释外部环境信息，也就是相当于换一个脑袋思考、解释问题。在个体出现心理矛盾和冲突的时候，可以通过换脑法，减少或消除心理认知与心理体验的矛盾冲突。

5. 升华

让积极的心理认知固着，把挫折变成财富。人的心理问题长期不能解决，往往与他们的消极心理固着有关。如何克服心理固着，有效的方法是进行心理位移，即选择一种新的、高层次的、积极的、利于他人和社会的心理认知固着代替旧有的心理认知固着，从而改变消极的心理状态，这就是心理升华法。失败乃成功之母、化悲痛为力量就是从失败的消极因素中，认识其中蕴涵着的积极因素，使之成为个体奋起图强，取得成功的动力和契机。

6. 补偿

改弦易辙不变初衷，失之东隅收之桑榆。人们难免会出于一些内在的缺陷或外在的障碍以及其他种种因素的影响，导致最佳目标动机受挫。这时，往往会采取种种方法来进行弥补，以减轻、消除心理上的困扰。这在心理学上称为补偿作用。补偿，就是在目标实现受挫时，通过更替原来的行动目标，求得长远价值目标实现的一种心理调适方式。

7. 求实

切合实际调整目标。当实现目标过程中受挫时，就会产生心理紧张或痛苦，避免或缓解这种状况的一个有效措施，就是及时切合实际调整自我，并变换实现目标的途径和方法。

任务三 做好角色转换，迈出充满希望的职业生 涯第一步

一、了解医药行业的行业特点（行业环境）

作为医药行业从业者，我们首先要了解医药行业的特点。

1. 产品的技术含量高

人类最新科技成果总是以第一时间被生命科学及与之紧密相关的医药行业所运用的。医药行业和医药企业的发展是一个国家基础研究和各类前沿科学研究进展的具体体现，需要分子生物学、细胞生物学、生物工程学、组合化学、材料学等多学科的配合支持。

2. 研发投入高、周期长、风险高、收益大

医药产业是为世界所公认的高技术产业，具有投入高、周期长、高风险、高收益的特点。目前，发达国家研发一个新药一般要 8～12 年，投入资金约 8～14 亿美元，研发投资占销售额的比例为 15%～20%，是所有行

业平均水平的四倍。新药研发的大量实验是高风险的，从合成提取、生物筛选、药理、毒理等，都是一系列的巨额投资，一旦实验失败，投入便血本无归。这些新药研发成功后，投入市场也存在巨大的竞争风险，据数据统计，进入临床研究的新药最终实现市场化的仅占5%～10%。但对于成功开发投入市场的新药，其回报率却很高，发达国家的医药行业销售利润可高达30%。

3. 社会效益与经济效益并重

追求经济效益是任何一个医药行业企业的主要活动目标，但医药产品是一种特殊的商品，必须将防病治病、促进健康、保护人类生命安全作为重要社会责任。例如2012年查出的"毒胶囊"事件就反映出了医药行业必须重视社会道德和社会责任，一味地强调经济效益的做法不可取，一定要对人民的生命健康负责。

4. 生产经营活动过程法律及规范多

由于医药产品与人类生命健康密切相关，世界各国都对药品生产和经营颁布了相关的法律和规范进行控制与管理，我国于1985年7月1日正式实施《中华人民共和国药品管理法》之后，又陆续颁布了《药品生产质量管理规范 GMP》、《药品临床试验管理规范 GCP》、《药品非临床研究质量管理规范 GLP》、《药品经营质量管理规范 GSP》、《中药材生产质量管理规范 GAP》、《药品流通监督管理办法》等一系列法律法规及规范。

二、如何处理职场活动中的人际关系

职场人际关系，是指在职工作人员之间各类关系的总汇。现代社会的职场中人都很重视人际关系。人际关系处理的好不好，在很大程度上决定着一个人的工作状态和生活质量。具体来讲，和谐的职场人际关系有以下处理法则。

1. 换位思考

善解人意人们观察问题时都习惯性的从自己的角度出发，只顾及自己的利益、愿望、情绪，一厢情愿地想当然，因此，常常很难了解他人，很难和别人沟通。现实生活中，公说公理、婆说婆理，各讲各的、各忙各的，这样的现象随处可见。事实上，只要站在客观的立场就会发现，冲突的双方几乎完全不理解对方，完全是不互相体谅对方。想处理好自己和他人的人际关系，最需要做的就是改变从自我出发的单向观察与思维，而要从对方的角度观察对方，替对方着想，也即由彼观彼。在此基础上，善解他人之意。如此处理人际关系，就有了更多的合理方法。

2. 平等待人

不强求别人这个原则是处理人际关系必须遵循的金科玉律。这是真正的平等待人，是古往今来都适用的平等精神。人是生而平等的，每个人的人格和尊严都应该受到尊重。如果不懂这一点，那就会有那么多的一厢情愿，就会有那么多的无理待人。"己所不欲，勿施于人"，这句古语讲得很有道理。无论是对同事、部下、朋友、合作伙伴、恋人，都该遵循。这是古人在长期的社会生活中总结出来的经验，是我们为人处世必须遵循的规则。

3. 学会分享

推及于人当你把快乐和别人分享时，你的快乐就变成了两份快乐；当你把你的点子和别人分享是，就会有更多思想的火花。同样，对于渴望也可以共同来满足。自己渴望的事情，要想到他人也可能渴望。当你渴望安全感时，就要理解他人对安全感的需要，甚至帮助他人实现安全感。你渴望被理解、被关切和爱，就要知道如何力所能及地给予他人理解、关切和爱。给予他人理解与关切，会在高水平上调整融洽彼此的关系，也能很好地调整自己的状态——这个好状态既来自于对方的回报，也是自己"给予"的结果。善待别人，同时就善待了自己。

4. 欣赏他人

鼓励他人每个人都希望得到欣赏与鼓励，得到欣赏与鼓励能给人以生活与奋斗的强大动力。在很小的时候，父母的欣赏会使我们积极兴奋地上进发展，老师的欣赏会使学生废寝忘食地努力学习。进入社会后，领导和同事的欣赏是一个人工作的最大动力之一。善于欣赏他人，就是给予他人的最大善意，也是最成熟的人格。如果得到的欣赏太稀缺，天才也会枯萎。我们同样也需要欣赏与鼓励，那么为何不先给予他人欣赏与鼓励呢?

5. 乐于付出

付出才有回报这个世界没有免费的午餐，天上也不会掉馅饼，你的所得总是与你的付出成正比的。人们并不愿意给不相干的人提供免费午餐，然而，事情反过来轮到自己时，他就不明白道理了。别人有成就了，就想也分享一点。别人有钱了，也想沾一点光。别人有名声有地位，似乎都应该瓜分一点。孰不知无功受禄、不劳而获古往今来都令人厌恶。如果心中生出求取免费午餐的念头，常令人生萎缩、心灵低劣，长期这样是不会有出息的。有的人即使没有索取免费午餐的行为，但同样的心理活动连绵不断。整天嫉妒别人，心理总是摆不平，这样使他备受折磨。放下索取免费午餐之心，就多了清静和坦然，也多了自信与奋进之心。学着慷慨的对别人付出，在你困难的时候，会有许多真诚的回报的。

6. 待人以诚

守信为本诚信是人与人之间相处的首要原则。诚信待人在别人那里造成一种良好的第一印象，也塑造自己的美德与品牌。质朴自然由真心流露的诚信，本身就是生活的需求。在诚信待人的状态中，我们找到安详和思维的流淌通畅。诚信待人，诚信做事，可以使我们理直气壮，正气凛然，心胸开阔，心无挂碍。诚信不仅是一种待人的态度，本身就是生活的质量。诚信不是生活的手段，而是生活的目的。一个人能够诚信地生活，是因为他有着智慧，有着状态，有着条件。我们每个人都应该追求这样的生活状态，让我们的生活更美好。

7. 宽容待人

和气生财古人讲就和气生财。不仅在商业中，在方方面面，和气的性格都是成功的要素。两个商家卖同样的东西，一家拉长着脸，不给人好脸色，一家满脸和气，显然后者的生意做得好得多。这样看来，卖一份货，外搭一份和气，要远比卖一份货，还得搭一张长脸合算得多。可见，和气也是有含金量的，是有增值的，和气也是商品。和气待人，宽容待人，同样是一种境界。当我们和气宽仁地对待所有人时，就相当完整地和气宽容地对待整个世界了，我们的身心也就愉悦了，心胸也就开阔了。如果你原本待人不和气、不宽容，那不要紧，不需要强扭硬拽，从现在开始改变，你会在每一次对别人的和气宽容中体会心态的放松和开阔。于是，一个良性循环就渐渐改变了你，也就改善了你原本的生活。

8. 持之以恒

长期培养在处理人际关系时，不能急功近利，追求短期效应，讨好一切人，应酬好一切关系。这是拙劣低下的表现、是 一种虚假。这可能奏效一时，但难以维持长久，真正和谐的人际关系不是一种应付和差事。按照正确的原则处理各种人际关系，是我们自然的流露，是我们长期的准则。相信别人总会理解和信任自己。即使有不理解不信任，也无所谓。这就是持之以恒的境界，终究你会收获成功的。

9. 雪中送炭

予人温暖这是真正的助人为乐。当别人需要帮助时，你要尽力去帮助。患难见真情，患难出真交。每个人都在内心了深深的记住那些在自己困难的时候帮过自己的人。相反，那些在他人得势时如同跟帮的人，到后来都不知到哪儿去了，正所谓"人走茶凉"。那我们是不是要雪中送炭，予人温暖呢？

10. 以德报德

以德报怨在生活中，有些人有恩于你，有些人因伤害过你而有冤仇于你，那我们该如何对待这些德和怨？以德报德，是没有疑义的。别人帮助了我们，我们自然要回报人家，这是做人最起码的。对于怨呢？一种方式是"以牙还牙，以眼还眼"。别人伤害了我，我要同等报复他，这未免显得睚眦必报，显得我们和那些人一样低劣了。另一种态度是"以德报怨"。别人伤害了我，我反过来还要给他笑脸和各种利益关照。这样反显得我们虚假，我们心里也不舒服。《论语》中有这样一段对话，或曰："以德报怨，何如？"子曰："何以报德？以直报怨，以德报德。"这就是孔子的回答。

 思考与实践

1. 如果现在面临就业，请认真思考一下，你属于哪种气质类型和性格类型，适合从事什么样的岗位？

2. 结合医药行业的特点和就业前景，以及自己职业兴趣，看看自身有哪些求职优势和不足？

模块二　求职准备

很多刚刚迈出校门的应届毕业生，起初对"求职"这两个字的概念还是模糊的、一知半解的。于是在大家的求职过程中，我们慢慢地摸索，这个过程中，我们也走了很多的弯路。虽然，最终大多数人都成功寻求到了一份合适的工作，但这大都是经过长时间的摸索、走弯路再走弯路而得来的。在这样的情况下，本模块将列举一些前人的求职经历经历以及在求职、工作的过程中所遇到的问题，让每一位学生在这些经历和体验的分享中受益。

每一位即将走向社会的同学，你们应该有所准备——准备好踏上自己的求职旅途。明确自己想要什么，为了你想要的结果怎样付出，如何达到自己期望的结果。求职也不是一件难事，关键是要充分了解自身条件，调整好求职心态，把握好每一次求职面试的机会，这样你就可以轻松找到适合自己的工作。

本模块中你将了解到以下内容：

☞ 学习目标

通过对本模块知识的讲解与实践，让学生能够通过正确的渠道及时地获取就业信息，并对就业信息进行合理地筛选和有效地利用，提高学生收集和处理就业信息的效率和质量；能够独立撰写突出自身专业优势的求职资料，提高自身在就业市场中的竞争力；能够从容应对面试过程中的问题，在与面试官交流过程中，展现自身优势及专业特长，体现医药行业高职毕业生的优秀职业素养。

学习内容

- 了解就业信息的获取
- 掌握求职过程中《高校毕业生推荐表》、简历、求职信的撰写要求和技巧

任务一　了解就业信息的获取以及处理的相关知识

随着我国市场经济形势的发展，医药行业已经成为国家的支柱产业之一。医药行业发展前景良好，我国医药行业市场总量迅速增长，"以药养医"的行业体制应经初步成形，展望未来，作为医药专业的高职毕业生，我们可以看到医药行业发展的新契机，为我们未来的求职提供了大量的机遇和挑战。

搜集及筛选就业信息是一切求职准备的大前提，所谓磨刀不误砍柴工；有一个好的开始就是成功的一半。也就是说，如果我们在求职前充分做足了信息搜集及筛选的功课，将对我们进一步求职的开展起到事半功倍的效果。有很多学生刚刚面对毕业时，内心充满了迷茫，心中充满了忐忑，无所适从，毫无头绪。也有一些学生在面对就业求职时，显得从容淡定，积极通过各种渠道搜集每一个可能成功、符合自身就业目标的职位空缺，并通过努力，获得自己期望的职位。有时候，往往因为我们不是不够优秀，而是我们没有全面的了解就业信息，而错过了时机，与自己心仪的工作岗位失之交臂。

那么，我们如何把握机遇？除了充分了解当前医药行业良好的就业前景，展现自己医药专业的特色优势之外，我们应当充分利用现有的各种招聘资源，尽可能的主动了解各种求职形势、各种就业渠道，我们才能够为自己未来的就业之路打下坚实的基础，为自己未来寻求工作尽可能多的提供一些机会。这样，才能在激烈的就业竞争过程中抢占先机，胜人一筹，脱颖而出。

一、毕业生获得就业信息的渠道有哪些

1. 通过学校的就业指导中心获得企业招聘信息

按照国家的相关规定，每一所高职院校都会设立毕业生就业指导机构，有些高职院校定名为就业指导中心，有些高职院校称之为就业办公室等等。而这个就业指导部门，就是毕业生就业工作的直接主管部门。这个

部门的职责是：负责毕业生就业指导、就业安置、为学生提供就业信息以及就业跟踪管理服务工作。与此同时，为学生提供就业咨询服务，处理毕业生就业过程中的一系列问题，也负责就业协议签订及管理工作。

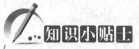

知识小贴士

　　很多招聘企业都有自己的官方网站，而官方网站中往往有人力资源或者招聘就业的模块。很多企业就将本企业的招聘信息适时地发布到官方网站的相应模块中。这也是一个不可忽视的就业信息哦！

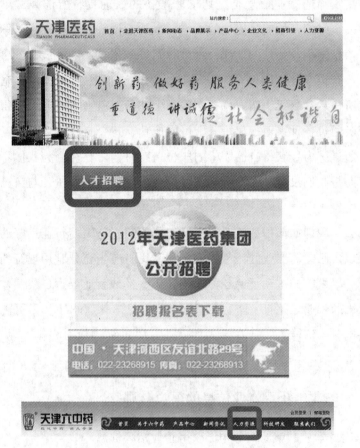

　　各个高职院校的就业指导中心，是与行业内企业联系最为密切的部门。以天津生物工程职业技术学院为例来说，学院是天津医药集团的下属

单位，隶属于医药行业。学院就业指导中心的工作人员与天津很多著名医药企业一直保持着良好的沟通合作关系，如天津中新药业集团有限公司、天津隆顺榕制药有限公司、天津力生制药厂、天津达仁堂制药有限公司、天津宏仁堂制药有限公司、天津同仁堂制药有限公司、天津天士力集团、大津白特医疗用品有限公司、天津医药集团津康制药有限公司、天津生物化学制药有限公司等医药行业的知名企业。

这些由就业指导提供的招聘信息和职位空缺具有准确、可靠、安全等特点。作为初入职场的应届毕业生，我们应当充分利用学校就业指导服务中心的一切可靠资源，包括学校就业信息发布的网站、与就业指导中心负责的老师交流沟通，为自己尽可能地寻找更多可能成功的工作机会，这样才能在激烈的竞争中先人一步，胜人一筹。

2. 用人单位的校园宣讲会和校园招聘会

（1）校园宣讲会 每当毕业前的暑假，学校总是会不定期举行密密麻麻的企业校园宣讲会，校园宣讲会一般由五个部分组成：公司介绍、职位说明、校友经验谈、招聘计划、常见问题解答。但为了吸引优秀毕业生的眼球，同时起到宣传企业文化的作用，名企在校园宣讲会的方式手段、流程设置、校园行程、信息渠道等细节上都有很多的创新，如视频宣讲会、在线宣讲、企业开放日等。作为应届毕业生，我们应当怎样选择校园宣讲会，如何才能从宣讲会上获取最有效的信息？

首先，我们应当充分认识校园宣讲会。校园宣讲会通常是由企业在校园招聘伊始，针对行业特色院校或者特定专业组织的专门讲座，通过企业高层、人力资源部门负责人，甚至可以使在本公司工作的该校校友的现身说法，来传达公司基本情况，通过情绪的感召与互动引导学生全面地了解企业。

其次，我们应当有选择性地参加校园宣讲会。宣讲会的目的很大部分在于宣传，这是毕业生们首先应该很明确的，经常可以看到一些企业，总共职位需求量才十几个人，但却会到全国的十几个城市、几十所注明高校中进行宣讲，平均每个学校还录用不到一个人。有些企业甚至将宣讲会做成了产品推介会，内容全是产品介绍，台上摆满新产品。因为企业名气大，每一场宣讲会都是爆满，大家都满怀期待，而最终宣讲会却是"挂羊头，卖狗肉"浪费了毕业生们宝贵的时间、精力。

最后，只有知己知彼，有的放矢，才能全力以赴，获得成功。在巨大的就业压力及大企业品牌效应的双重推动下，有些毕业生抱着"宁可错杀一千，不可放过一人"的心态，只要是校园宣讲会必然会去"赶场子"，结果导致精力、金钱严重透支，而一旦付出得不到相应的回报，则容易灰心气馁，丧失自己千辛万苦树立的求职信心。面对一波又一波的校园宣讲会，要选择合适的企业首先要有正确的认识，包括对自我的认识和对企业的认识。

从自我的认识的角度来说，可根据自己的专业、兴趣等，确定求职的目标行业，目标行业切忌过于分散，否则难以突出自身的优势和特色。然后根据自身的能力水平寻找行业中相对把握大一点的目标企业，目标企业的范围可以大一点，以便有所选择。有一句俗话说得好，找工作就像谈恋爱，没有最好的，只有最合适的，不可一味迷信名企。

从对企业的认识来说，对自己的目标企业还应该多方位的获取信息，如企业业务和概况介绍、企业文化、人才培养机制和发展战略、薪酬福利、校园招聘申请流程、以往应聘者的经验分享和建议等。必要的情况下，自制一个宣讲会日志，每天更新信息，记下对你来说很重要的宣讲会的时间、地点，以免错过或者冲突。另外也可在日志中记下每场宣讲会你的进展情况，如网上申请的时间、笔试重点、首轮面试情况等，以免战线一长，自己先乱了阵脚。

下面，我们来看一下校园宣讲会上如何获取有效信息？

第一，关注校园宣讲会上的显性信息。宣讲会是企业形象的集中展示，系统的介绍、精美的宣传片及校友现身说法，这些信息都是显性信息，是可以直接获得的。然而仅有这些信息却不足以为抉择的支撑，需要进一步挖掘，寻找自己感兴趣的信息点。企业一般都会在宣讲会的最后设置自由提问环节，这既是一个获取信息的机会，也是一个很好的展示自我的机会，少数企业可能会在现场提问环节放出两个直接进入初选面试的名额，只要你的问题让企业觉得新颖。总之，要提出质量高的问题，还是有赖于宣讲会前所做的准备，在准备宣讲会时，可根据自己对企业的了解，对感兴趣的问题做一个列表，听宣讲会时得到有效信息则逐个排除。如果希望通过提问加深印象，则要准备一些深入探讨的问题，如该企业发展的战略，对某一个目前存在问题的解决方案，某一领域的发展趋势之类，但是要记住提问题一定要带着答案提问，否则企业老总来一句"那你怎么看呢"，把皮球踢了回来，你准备得好的可以很出彩，可以与企业老总形成交流，反之则会搬起石头砸自己的脚。

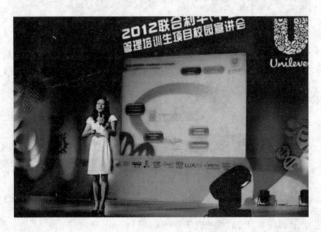

图 2 – 1   2012 年世界 500 强企业联合利华管理培训生项目的校园宣讲会

第二，关注校园宣讲会上的隐形信息。企业老总及人力资源负责人都是身经百战、打太极的高手。学生问到的棘手问题诸如薪酬福利、加班情况、员工流动率之类，往往被他们极具诱惑力但并无任何明确答复的回答四两拨千斤，因此许多关于企业文化的隐形信息，则需要靠敏锐的洞察和对潜台词的破解来获得。企业文化是目前许多学生求职时考虑的一项重要因素，企业会派出最精英团队到各大高校进行校园招聘，因此，员工的形象也就代表着企业的形象，宣讲会的组织水平可以从侧面反映企业的管理水平。一般来讲，大企业在组织招聘会以前会与学校就业部门进行多次沟通，确定日程安排，会提前布置场地，校园宣讲的各环节也会经过反复的演练。而管理水平有限，准备不充分的企业，则易出现一些意想不到的问题，如迟到、宣传片临时出问题、环节衔接不上、介绍前言不搭后语等。员工的言谈举止及精神状态、员工之间的合作与沟通、甚至员工的着装以表都可以流露出一些有关企业文化的信息，也需要细心的观察。另外企业在介绍招聘岗位时会用一些潜台词，需要大家用心领会，如"能在压力下保持良好的工作效率"，可能是说该岗位经常需要加班，"适应快节奏的工作环境"，可能是经常需要出差，"关注细节"则可能是工作比较琐碎等。

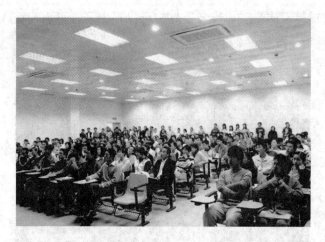

图 2-2　很多知名企业的校园宣讲会的现场总是人满为患，很多人为了
获得一个职位，不惜全程站在教室的最后一排或两侧，聆听企业宣讲

（2）校园招聘会　对于即将迈出校门的毕业生来说，参加由学校就业指导中心组织的校园招聘会是最佳的求职渠道，除了参加本校的校园招聘会外，我们还可以到同类兄弟院校参加他们的校园招聘会，为自己的求职就业的天平上增加一个成功的砝码。因为就业指导中心的老师在校园招聘会开始前，进行了充分的准备工作，如审核企业营业执照等相关资质，核对企业提供招聘岗位的信息是否属实，考察企业是否给予毕业生国家规定的工资待遇及福利保障等。这些前期的准备工作，都为毕业生提供了多重的就业保障。

通过校园招聘会的方式求职有以下三点优势：

第一、由于就业指导中心在招聘会前期对企业进行了严格审核，并且与企业保持良好的沟通合作，所以企业提供招聘信息以及工作后的福利保障更可靠。

第二、到学校参加招聘会的企业都会预先对学校进行专业设置的了解，因此企业所需人才的专业方向与毕业生专业契合程度高，同时，就业指导中心老师对对口专业的学生进行推荐，这样也可以很大程度上提高求职的成功率。

第三、毕业生可以通过就业指导中心提前发布的校园招聘会信息，提前了解自己感兴趣的企业，做好充分的准备，以确保求职成功。

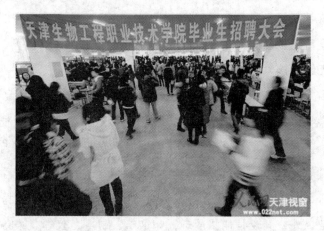

图2－3　天津生物工程职业技术学院校园招聘会现场

案例❶

人民网·天津视窗在2011年12月21日，对天津生物工程职业技术学院举行毕业生专场招聘会进行了报道，内容如下：

天津市医药集团，天津中新药业、中美史克、中央药业等近150家单位参加，提供千余用人岗位。招聘会现场气氛热烈，逾7成毕业生与企业达成了就业意向。

学生就业信心足 看好行业前景

尽管社会就业形势依然不容乐观，但在本次招聘会上，不少大学生对自身就业充满信心，一位中药制药专业的学生告诉本网，她希望毕业后可以从事医药销售的工作，所以从去年校园招聘会上就开始留意自己中意的企业，按照企业要求有目的的学习知识。同时，也调整自己应聘时的心态，不太在意薪酬的高低。"校在就业指导时，告诉我们不要把自己定位过高，况且整个行业前景很好，我不担心找不到工作"

知名企业常年定点招聘

本届招聘会中许多企业都是"老面孔"，据天津医药集团津康制药有限公司人力资源部部长张国疆介绍，津康制药与生物工程学院保持多年合作关系。"我们从 2007 年开始和学院建立关系，接受他们学生比例比较大，目前感觉还不错。而且我们愿意从基层一线提拔人才，所以学生在津康的发展空间还是很大的。"

校企无缝对接"订单式"培养获得企业欢迎

现场高效率的招聘，归功于学校与企业零距离对接的"订单式"培养，以及学校的一系列就业措施。天津生物工程职业技术学院校长助理燕明先表示，生化制药厂，津康药业，天津同仁堂等多家大型医药企业均与学校签订"订单式"培养，从大三开始前和学生进行对接，使学生提前掌握职业技能、了解企业文化，进入职业角色。同时，学校根据企业的要求，在专业课外，开设技能拓展班，如电工、制冷、仪器仪表等，使学生掌握公共管理方面的知识。另外，学校作为行业办学的典型，注重在平时向学生灌输职业概念，培养对医药职业的感情。"所以我们的毕业生，百分之九十，都是行业内就业。这也是职业教育的关键，要培养出企业用得着、用的住，综合素质好的人才"。

3. 大型人才招聘会

随着社会主义市场经济的建设和发展，我国的就业人才市场也如雨后春笋般发展起来。对于我们高职毕业生来讲，深入这些就业人才市场的大型招聘会，可以帮助我们实现自己的就业梦想，也是高职毕业生的重要求职途径之一。

在这类大型人才招聘会上，毕业生不仅可以更详细地了解到更多各类不同企业、用人单位的招聘职位信息，而且也会尝试寻求面试锻炼的机会，在与用人单位招聘人员面对面的交谈中，有意识地锻炼自己的面试技巧、表达能力、沟通能力等。同时，也可以增强毕业生日后参加正式面试的自信心，为日后的求职积累宝贵的经验。

各大城市每年都要举办不同主题的大型人才招聘会，作为求职者每个人都有拿着简历，挤在人群里，奔波在各个展区中，口干舌燥地面对数百家单位，投了很多简历，筋疲力尽而收效各异的经历。

参加大型的人才招聘会，我们应当注意以下几个方面。

1. 会前要明确自身条件，对自己有个正确的定位

不要眼高手低，也不能自卑。事先打好简历，把自己的工作经历及求职意向清晰表述，在简历中把自己的联系方式注明，使用人单位能及时与你取得联系。

2. 参会时最好不要带上过多的证书原件

带上复印件，因为参会人非常多，用人单位没有时间当时验证，而主要是初次面试和看其简历。同时免去在大会中人多手杂保管不当丢失证件，造成很大的损失。

3. 充分利用招聘会的会刊

在招聘会入口处领取免费的会刊，上面刊登了参会所有单位及用人情况和条件。应聘者应仔细地查看会刊，把自己的专业和感兴趣的公司划下来，然后直接去其所在场馆，这样能够节省大量时间体力，提高应聘的效率。

4. 争取良好的第一印象

参加招聘时应着装得体，干净整洁，如果条件允许做好穿正装，保持良好的个人形象。说话时不卑不亢，表示出对招聘代表的尊重。简单明了地把自身情况介绍一下并表示对那项工作的兴趣，非常希望能够加入其公司，做出一份自己的贡献。不要太着重提到薪金，因为这只是初次面试，如果用人单位满意，还会与你联系的。

5. 自信

参会时不要被应聘单位列出的条件吓倒，首先要充满自信，敢于表达出自己的条件和愿望。敢于争取，不怕失败。表示出你有在工作中学习及能很快地适应工作，在试用期间，发愤努力，创造出业绩来的信心。

6. 主动联系

会后二三天内及时与感兴趣的用人单位进行联系，不能被动等待。如果你感觉双方都很满意，你当时应及时记下这家公司的联系方式及负责人电话。因为用人单位会收到很多简历，可能将你忽略。应及时电话联系询问什么时间再次面试。一方面表示你对公司的尊重，二是表达出你迫切加入其公司的愿望，给用人单位又一次深刻的认识。

7. 网络招聘

随着信息时代的到来，计算机网络的应用已经越来越普遍，通过网络求职是近年来广泛应用的求职手段。用人单位和求职者可以通过网络进行信息交流、相互选择。现在越来越多的用人单位选择了网上发布招聘信息或建立自己的招聘网站，越来越多的求职者在网络上寻求自己的职业信息，既方便，又快捷。因此，我们必须学会利用网络为自己的求职服务，这样，不仅可以自由滴获取各种就业信息，还可以直接把自己的简历发布至网上进行应聘。

常见的正规招聘网站

智联招聘：http：//www. zhaopin. com

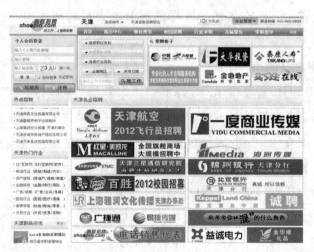

前程无忧：http：//www. 51job. com

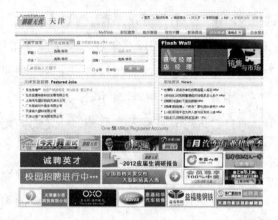

易才网：http：//www.job1998.com

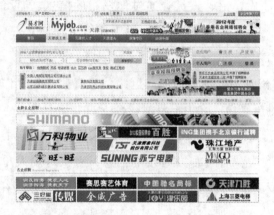

中华英才网：http：//www.chinahr.com

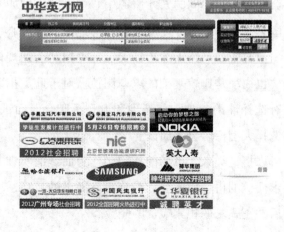

通过网络进行应聘求职，有以下几方面注意事项。

（1）通过可靠的正规渠道了解网络求职信息，如登录注册官方网站、微博。需要注意的是，如果我们足够自信的话，在登录注册，甚至填写个人简历的时候最好使用真实姓名，实名制注册。必要的话，可以上传个人的一寸免冠招聘，对自己进行充分展示。另外，一定要向用人单位展示自己的特殊技能，以便自己的简历能够得到用人单位的关注。

（2）发布信息时，必须格外慎重。尽量不要发布对社会的负面言论或看法，更不要将自己的思想在上面长篇大论，或对应聘的用人单位的情况妄加评论。尽量塑造一个积极向上的阳光形象。因为简历收到用人单位人力资源部的关注后，招聘人员会通过你发布的信息、简历等方面进行考察，包括人品、个性、性格特点等。因为任何用人单位都不想录用一名心理不健康的员工。

（3）及时核对用人单位信息。网络信息真假难辨，作为初入职场的"新手"更是难辨真伪。除了不要泄露个人重要信息职位，最好选择比较有名的企业进行接洽。具体联系用人单位时，要把角色转换清楚，从虚拟网络拉回到现实中，通过官方网站的信息，来核对用人单位的电话、地址。如果遇到入职需要提前交一些费用时，一定要慎重，往往入职前一谈到钱多数是骗局。

5. 人才市场的小型招聘会

此类招聘会多数是由不同的人才服务中心举办的，例如北方人才交流服务中心、中国天津人力资源开发服务中心等地区人才中心、和平区人才交流服务中心、河北区二马路人才市场等。此类招聘会的规模不大，提供给应聘者的职位也往往是比较基础的求职岗位。对于此类招聘会，建议大家有针对性、有选择性的参加。如遇到和大型招聘会、面试时间的冲突，建议还是首先选择大型招聘会和面试。

建业大家可以把这类人才市场的招聘会作为面试的实训基地，在这类人才市场上寻求面试的机会，学会和锻炼自己面试的技巧，增加自己面试的信心，为今后的正式求职积累宝贵的经验。

6. 亲友推荐

利用个人、家庭的人际关系、人脉资源来寻找工作，这是很重要也很有效的一种求职途径。依据有关数据调查，65% 以上的工作是通过人际关系的途径获得的。这是由于很多用人单位的空缺是没有进行公开招聘的。这样就导致了关系网成为了求职的一条重要途径。通过朋友、熟人等社会关系求职往往是找工作的最佳途径，而且成功的几率很高。因为，告诉朋友或熟人你需要什么样的工作，他们会依据你的要求，为你注意用人单位的职位信息，或为你推荐合适你的职位。通常，一份熟人推荐的简历，往往比众多的陌生简历更容易得到重视。这样，也就增加了我们求职的成功率。

7. 报刊、杂志刊登的招聘信息

经常看报、看杂志的人都知道，我们每天的报纸和杂志上会有很多的招聘广告，甚至是这个专栏的招聘信息，里面有各行各业各个用人单位的职位信息，琳琅满目。因此，我们千万不能错过这样的求职信息。建议大家平日的生活中，做一个这样的有心人，经常买报纸看看，上面各类用人单位的招聘启事，或许里面就有适合你的职位在等着你。报纸上的招聘广告一般是具有真实有效性的，版面的大小也反应用人单位的招聘需求程度和经济实力。但报纸杂志的招聘信息也有一定的不足，如果职位好的话，竞争压力会很大，甚至一个职位会出现几百人竞争的情况。

二、如何从纷繁复杂的招聘信息中，有针对性地筛选出适合自己的职位信息

准确筛选应聘的职位信息，首先应该根据自己的专业，了解自己希望从事的行业以及以往社会实践经验和工作经验等情况，有针对性地选择用人单位及职位。筛选职位的前提是，你已经选择了合适自己的求职途径和平台，并且已经有了一份能让自己看起来光鲜亮丽的简历，接下来要做的才是筛选符合你要求的职位。

一定要记得，如果是通过网络求职的方式，请你使用职位搜索功能。不少求职者来到招聘网站只是到首页点开一些名企的招聘信息，有合适的

就投份简历，但这样可能错过了大量隐藏在首页背后的企业招聘信息，因为不少企业并不一定选择最显眼的位置发布招聘信息。而职位搜索功能就可以直接有效地帮助求职者解决这一问题。这一功能一般都放置在招聘网站最醒目的位置，一般情况下，搜索功能都放在首页第一屏的正中间，你一眼就能看到的位置。

其次，适当设置你的筛选条件。既然现在你已经想清楚了自己要做什么，就把你具体的求职条件设定进去。例如工作地点，期望行业，期望职位类型，或者企业类型，甚至薪资待遇的区间，这些条件都可以。精确设定筛选条件可以通过各种招聘途径，都更容易地找到适合你的职位。要注意的是，固然设定的条件越多，你得到的搜索结果就越少，但只设置一两个条件可能会导致你觉得各个职位都不错，最后每个职位都去面试，最后弄得自己筋疲力尽，而且容易出现最终无从选择，最后就草草觉得一个职位的情况。最佳设置方式是条件从多到少，逐步扩大选择范围。此外，一定要明确几个关键选项，如待遇、行业等，之后辅以目标行业的条件组合，更能精准地找到合适自己、符合自己气质目标的职位。

 思考与实践

1. 查看教材中提到的网络招聘渠道，尝试着编写一份求职简历，并筛选出符合自己目前求职期望的职位信息。

2. 如近期所在城市有大型的人才招聘会，建议大家以一个应聘者的身份，准备求职简历及其他求职资料，到招聘会现场感受一下求职和初次面试的过程。

任务二　掌握求职过程中《高校毕业生推荐表》、简历、求职信的撰写要求和技巧

在这一模块的学习中，我们需要掌握的是，如何正确填写和使用《高校毕业生推荐表》？什么样的求职信，可以打动面试官，留下你的简历，

让你进入下一轮面试？以及如何用一份简洁而清晰的求职简历打动面试官，从而打败竞争者获得自己的职位？

一、《高校毕业生推荐信》的填写要求

（1）务必用蓝黑或者黑色钢笔填写，照片最宜选用半个月内拍照的一寸免冠彩照；

（2）写清楚学校名称及所学专业名称；

（3）"通讯地址"可以写班级地址，但一般建议填写家庭住址，以便联系；

（4）"健康状况"如无异常者请统一写"健康"，不宜用"优秀""良好"或者"一般"等；

（5）"在校期间参加社会工作实践情况"一项，应填写担任班级以上（包含班级）职位，若无可填内容，亦可填写参加社会兼职的经验（包括单位，职务等）；

（6）"在校期间奖惩情况"一项，一般情况下应填写院级及以上的奖励及处分；

（7）"外语水平"不应笼统地填写"一般"、"较好"等，只能填写已获得证书的，若四六级拿成绩单的，注明各项的具体分数及总分，若四级成绩太差，可填"大学英语"，例如：国家英语四级，日语二级，四级447分。

（8）"个人简历"可从以时间为顺序，由近到远往前推，由下往上按顺序依次填写；

（9）"自我鉴定"由毕业生填写且非常重要，请毕业生认真填写。应从德智体三方面阐述，避免空洞，切忌拖泥带水，要简洁精练，不要写成求职信，要突出学业有关情况、成果、有关活动（如学生会工作、班集体工作、入党情况等）、所获荣誉、本人特长等；建议大家先起草稿并用铅笔打好暗格后再填写，一来显得整齐，二来给面试官留下个严谨的印象。

（10）"本人求职意愿"主要填写希望从事的职业、工作岗位、工作单位的性质等情况，填写就业范围要宽阔一点，期望值降低一些；

（11）"成绩表"统一打印、附学院盖章的版本方被认可（最好由班级集体来打印、盖章）；

（12）推荐意见可按照以下模式（五句话左右，字数限制在 100～140，用简洁的语句表述）：

①思想作风方面，例如：××同学是一名中共党员，政治素质好等等。如果提交入党申请书的同学，可以这样写：××同学思想要求上进，积极向党组织靠拢；如果是团员，就可以这样写：××同学思想要求上进，作风正派或者拥护中国共产党，或对时事有敏锐的触觉等语句。

②学习态度，成绩，目标，要求：综合排名在前 20% 前的为优异，20%～30% 的为优秀；30%～50% 的为优良；50% 以下的为良好

③学习效果，专业技能，比如获得×× 奖。考过的证书，通过的过级考试。

④参加过的学生工作或活动，校内的文体活动，或者×× 特长，社会实践等等。

⑤综合评价：体现在生活上的性格，比如：性格开朗，文静，尊敬师长，关心集体，勇于面对挑战，如果是全方位发展的同学可以这样写：×× 是各方面发展比较优秀的毕业生。

二、求职信——为你的求职打下一个坚实的基础

求职信之所以最重要，是在于它与简历表起着不同作用，许多简历表中的具体内容不应在求职信中重复。简历表告诉别人的是有关你个人基本信息、学习工作经历和你的专业技能。而求职信告诉别人的是"为什么你是这份工作的最佳人选！"

（一）封求职信应做到以下三点

1. 自我介绍和写求职信的理由

求职信的首段要着力抓住招聘主管或面试官的注意力，要用一两句新意的话去吸引读者。自我介绍要简单，用一两句话概括就可以了。写求职信的理由，要说明你学的专业对口，有着同样的工作兴趣，或者你一直在关注贵单位的发展，经常通过新闻媒体了解贵单位或者这个行业。

2. 自我推荐展示优势

仅有一定的工作经历而没有自身的优势和特长，也很难求得称心如意的工作。因此，求职时应表明自己除了具有一定的工作经历之外，还具有一定的优势和特长，这样才能稳操胜券。本文可通过如下方法摆出自己的优势。求职信的第二部分要简短地叙述自己的才能和特长，特别是这些才能将能满足用人单位的需要。但没有必要具体陈述，因为简历表将负责这些。同时还应该谈谈这个职位的工作要求。

这部分你应强调你的才能和经验将会有益于用人单位的发展。要让人感到你想表达的是"我如何发挥自己的才能，为单位的发展作出贡献"。不要在信中提及你会因聘用而工资、待遇如何。

3. 制定计划表决心

如果单位领导同意了你的求职要求，你必然要请他和你联系，以便你及时做好准备，到用人单位应聘或报到。为准确起见，请求答复联系时你还应当提供你的通讯地址、邮政编码、电话号码、电子信箱等。所以，求职信的结尾要表明你的下一步计划。不要让招聘者来决定，要自己采取行动。告诉招聘主管或面试官怎样才能与你联络，打电话或者发 E - mail，但不要坐等电话。要表明如果几天内等不到贵单位的电话，我会自己打电话确认招聘者已收到求职表和安排面试情况，语气肯定但要有礼貌。无论你的请求是否能够得到满意的答复，你给用人单位写信就是给对方添了麻烦，因此你应向对方表明感激之情。

（二）求职信的格式

求职信一般没有正式的格式，与普通信的格式基本相同。但在写信时要记住一些基本的规则。

（1）称呼的后面要用冒号而不要用逗号，写称呼时要用正式的语气。要用具体的称呼，例如某某主任、某某面试官，不要写"给有关负责人"，要设法知道谁将收到你的信，如果有必要，可打电话询问用人单位。如果你还是不能确定领导的名字或具体称呼，就称呼"尊敬的招聘经理"、"尊敬的人事部经理"，或者就称"尊敬的领导"。

（2）正文内容每段之间可以空一行，这样显得调理清晰分明。

（3）结尾时应在姓名上方写上祝福的话，如此致敬礼、祝工作顺利等，然后下面是你的全名和日期。在你的求职信中，名字与结尾之间一定要保留足够的空间。

三、求职秘籍——写好简历撑门面

好简历是你的门面

程强，男，毕业于北京某名牌大学医学院。在他大学毕业前夕，面对强大的就业压力，他毅然决然选择了就业求职。程强在他求职的经验中分享道：

写简历是一门学问，好的简历甚至可以撑起10倍的门面。当年，我拿着简历到北京一家著名的军区医院皮肤科求职，主任正在外地开会，让我把简历留在了办公桌上。没想到时隔一个月，皮肤科主任竟然给我打电话说同意录用我了，主要是因为我的简历写得漂亮。

言归正传，什么是好简历呢？面试官喜欢专业对口，体现实践能力强的简历。正是因为程强的简历，体现了他的专业水平及亮点，如发表的专业文章，研究的专业方向等，这才打动了主任的"芳心"。

1. 个人简历的基本内容

（1）个人资料　必须包含基本的项目：姓名、性别、联系方式（固定电话、手机、电子邮箱）、出生年月、籍贯、政治面貌、婚姻状况，同时应该包括个人的基本技能，如英语等级、计算机等级等。

可有可无的项目：身体状况、兴趣爱好、本人性格特点等则视个人以及应聘的岗位情况，可有可无。

（2）学业有关内容或称之为教育背景　按照时间顺序依次填写，一般情况下是从最后的学历写起。毕业学校（城市和国家）、专业，然后是获得的学位及毕业时间，学过的专业课程（可把详细成绩单附后）以及一些对工作有利的副修课程。

（3）本人经历或称之为社会实践经验、工作经验　在这部分中，你可以描述大学以来的简单经历，主要是学习和担任班级、社会工作的经历，有些用人单位比较看重你在课余参加过哪些活动，如实习，社会实践，志愿工作者，学生会，团委工作，社团等其他活动。切记不要列入与自己所找的工作毫不相干的经历。但一定要注意条理清晰，语言简洁，以免显得过于啰嗦。

（4）荣誉和成就或称之为获奖情况　这个部分可以包括"优秀学生"、"优秀学生干部"、"优秀团员"及奖学金等方面所获的荣誉，还可以把你认为较有成就的经历（比如半工半读，供自己读完大学等）写上去。

（5）求职愿望或称之为求职意向　表明你想做什么，能为用人单位做些什么。内容应简明扼要。

（6）附件及其他　这个部分主要包括：个人获奖证明，如优秀党、团员，优秀学生干部证书的复印件，英语四、六级证书的复印件，计算机等级证书的复印件，发表论文或其他作品的复印件等。也可以包括在校期间考取的资格证，如营养师、执业药师、人力资源管理师、药品购销员等。

（二）制作个人简历的步骤与方法

1. 个人简历的写作标准

（1）整洁　简历一般应打印，保证简历的整洁性。

（2）简明　要求简历一般在 1200 字以内，让招聘者在几分钟内看完，并留下深刻印象，最好是一页纸概括所有代表自己亮点的信息。

（3）准确　要求简历中的名词和术语正确而恰当，没有拼写错误和打印错误。

（4）通俗　语言通俗流畅，没有生僻的字词，不要用过于华丽的辞藻。

（5）诚实　要求内容实事求是，不卑不亢，突出个性展现风采，切忌浮夸，夸大自己的情况。

2. 简历有新意

每个人的特点及经历都是不一样的，这就决定了简历不能千篇一律，在简历中要反映出个性和创意。如果简历没有新意，无法做到"与众不同"，就无法引起用人单位的注意。下面三个原则有助于让你的简历更加个性化。

第一原则：要有重点。

面试官希望看到应聘者对公司的岗位采取的是认真负责的态度。不要忘记雇主在寻找的是适合某一特定职位的人，这个人将是数百名应聘者中最合适的一个。因此如果简历的陈述没有针对工作和职位的重点，或是把你描写成一个适合于所有职位的求职者，你很可能将无法在任何求职竞争中脱颖而出。

第二原则：把简历看作一份推销自己的广告。

最成功的广告通常要求简短而且富有感召力，并且能够多次重复重要信息。个人简历应该限制在一页以内，工作介绍不要以段落、分条目、分项目的形式出现，尽量运用动作性短语，使语言鲜活有力。

第三原则：陈述有利信息，争取成功机会。

面试官对理想的应聘者也有要求：相应的教育背景，工作经历，以及专业技术水平，这会是应聘者在新的职位上取得成功的关键。应聘者应该符合这些关键条件，这样才能打动招聘者，并赢得面试的机会。同样，简历中不要有其它无关信息，以免影响招聘者的看法。

第四原则：画龙点睛做小结。

这其实是很重要的一个部分，"小结"可以写上你最突出的几个优点。很少有应聘者写上这几句话，但这是引起用人单位面试官注意的好办法。

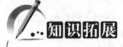

知识拓展

什么样的简历更吸引人呢？

1. 简历一定要放"靓照"。

2. 简历一定要与应聘的职位相匹配，有针对性。

3. 简历一定要根据应聘职位的不同，随时进行信息的更新。

4. 在社会实践、工作经验中，尽量与大公司沾边，如世界 500 强、中国 500 强企业。

5. 简历中，可以明确离职、换工作的原因，以示真诚。

课堂模拟演练

下面，我们来看两份简历，请大家仔细观察，认真思考，找出这两份简历中的亮点、问题及不同。

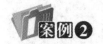案例❷

个人简历

个人资料：

姓名：李畅　　性别：女　　年龄：25 岁

联系电话：13854269876

E－mail：13854269876@163.com

联系地址：北京市朝阳区霄云路通信楼 35 号

应聘职位：行政主管

职业技能：

1. 熟悉办公室工作流程，能够独立处理办公室工作实务。

2. 有较强的工作能力和团队协作能力。

3. 熟练使用各种办公软件，有较强的文字处理能力。

4. 全国计算机等级考试二级。

5. 全国速记等级考试五级。

6. 英语水平：CET－4（成绩 456）

教育背景：

1. 2009 年 9 月~2010 年 7 月在北京广播电视大学工商管理专业上学学历专科

2. 2006 年 9 月~2009 年 7 月在北京外事服务学校计算机专业上学学历高职。

工作经验：

1. 2010 年 7 月至今在北京千里公司任行政秘书一职

工作职责：

处理行政部日常工作及实务；收发文件；资料档案管理；草拟通知；办公设备的管理和使用等。

离职原因：向往一个更有凝聚力，更符合个人发展期望的团队。

2. 2008 年 7 月至 2010 年 1 月在大方公司背景分公司任总经理秘书一职

工作职责：

协助总经理处理日常办公事务；总经理签批文件的收发；文件存档及管理；协调各部门之间的沟通及合作；员工出勤情况统计；协助总经理完成招聘工作及员工在职期间的培训准备工作；负责总经理的日常会议安排，并详细记录会议纪要。

离职原因：薪资待遇及福利（目前在职）。

自我评价：

三年的秘书工作经验，练就了我踏实、细心的工作态度和较强的为人处事能力，希望能获得贵公司这个宝贵的工作机会。

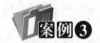 案例分析 ....

请举例李畅简历的亮点体现在哪些地方？

案例❸

简历

姓名：白景良先生

申请何种工作：药品销售岗位——医药代表

期望薪资待遇：open

希望上班日期：均可，尽快最好

以前是否曾到本公司参加过面试：有（何时何职位：　　　　　）无√

教育背景：

高中　天津市至诚高中　自 1978 年 9 月至 1981 年 6 月

大学　天津理工大学　自 1981 年 9 月至 1985 年 6 月　电机工程专业

研究生　天津师范大学　自 1986 年 9 月至 1988 年 6 月　企业管理专业

其他

经验：

单位	职位	待遇	时间	离职原因
天伦科技公司	业务经理	月薪 8500 元	自 1996 年 1 月至 1997 年 2 月	业绩不善
MileTechUSA	SalesRep	$ 2000	自 1993 年 12 月至 1995 年 1 月	回国
强生电子公司	行销专员	月薪 3000 元	自 1990 年 11 月至 1993 年 5 月	出国留学
飞达电机公司	行销企划	月薪 3000 元	自 1989 年 5 月至 1990 年 10 月	兴趣不合

专长：

电子机电，大客户销售，国际行销策划及人员管理，商务谈判，美国市场开拓，沟通能力，业务推广能力。

工作经验、硬件设备、专业训练、出国时间、地点及目的：

1993.6　出国进修

1994.3　赴德国参加汉诺威展

1996.7　参加 Vitalic 业务主管培训

案例分析

请问白景良先生的这份简历存在哪些问题？如何改进这些问题？

附件 1：《高校毕业生推荐表》参考范本

20＊＊届毕业生就业推荐表

学　号：

姓　名		性　别		民　族		
政治面貌		出生年月				照片
身份证号						
主修专业				生源地		
家庭地址				邮政编码		

手机号码		家庭电话	
本人简历			
实践经历			
奖励、荣誉及技能培训证书			
自我推荐			
辅导员鉴定		签名（盖章） 　　年　　　月　　　日	
就业中心意见		签名（盖章） 　　年　　　月　　　日	
接受单位意见		联系人签名：（盖章） 联系方式： 　　年　　　月　　　日	

说明　1. 本推荐表需经就业中心盖章后有效；
　　　2. 本推荐表原件仅毕业生持有一份；
　　　3. 接受单位接受盖章后交就业指导中心。

附件 2：常见简历模板

个人简历 1——文字式模板

个人情况：

姓名　李芳　　　　性别　女　　　　年龄　22

籍贯　山西省太原市　　　民族　汉族　　　　身高　170cm

毕业院校　南开大学　　　专业国际金融　　　学制　四年

学历　本科

毕业时间　2012 年 7 月

手机号码：15846521546

E - mail：job@ jianli - sky. com

教育背景：2008 ~ 2012 南开大学国际金融专业

　　　　　2012 年获得经济管理学士学位

学业课程：国际金融 85；西方经济学 89；会计学 97；人身保险 83；

利息理论 93；应用统计 87；寿险精算事务 89；保险法 86；非寿险精算 91

社会经验：

● 第十届"挑战杯"全国大学生课外学术科技作品竞赛志愿者

● 2008 年暑期在工商银行风险管理控制部实习，主要学习银行信贷流程、整理文档和录入系统。

● 2009 年暑期实践中在催收公司实习，主要做电话催收、上门催收方面的工作，尤其在上门催收中跟经理学到了很多实践经验。

● 曾担任院文娱部部长，组织辩论会、讲座等各项院内活动。

● 在院内许多娱乐、学术方面的活动中担任主持人，具有良好的语言表达能力和感染力。

● 2009 年在学校举办的"百项工程"中，综合排名进入前 10%。

个人能力：

外语水平：英语六级，具有较强的听说读写能力。

精算师考试：中国精算师考试通过两门

计算机水平：熟练的操作 office 软件和各种专业软件（包括 eviews 和 SPSS 等等）

爱好和特长：读书、钢琴、健身

获奖情况：

- 在"挑战杯"创业计划大赛中获得了"二等奖职务：队长
- 创业计划书是针对目前信用领域大量的坏账而建立一个商账催收公司的计划。

自我评价：

- 做人诚实，做事积极认真；
- 思维敏捷，积极主动，能吃苦耐劳；
- 较强的适应能力和自学能力，较强的管理、组织能力和社交能力；
- 我的缺点是为人太过单纯、缺少社会经验，但我的学习能力很强，我会以最短的时间进入最佳状态。

个人简历2——表格式模板

个人信息：　　　　　　　　　　　　　　　　　　　　　个人相片

姓　　名：蒋健敏　　　　　　性　　别：女

民　　族：汉　　　　　　　　年　　龄：21 岁

籍　　贯：中国　　　　　　　婚姻状况：未婚　　　　　暂无照片

身　　高：168 CM　　　　　　体　　重：52 KG

政治面貌：共青团员　　　　　学　　历：大专

求职意向：医疗、制药行业

求职类型：全职

要求月薪：2000～3000 元左右

希望职业：一线操作人员

希望职位：操作工、购销员

希望地区：北京　　天津　　上海　　重庆

教育情况：2006 年 9 月~2008 年 7 月 天津生物工程职业技术学院 制药系 药品检验专业

培训经历

时间	培训机构	培训地点
2011～2012	广州瑞得模特培训学校	天津

培训课程	获得证书
模特	模特培训课程结业证书

详细描述

参加广州第 8 届模特小姐大赛，获得亚军——美女、知性、聪慧奖

语言能力：英语 A 级

工作经历

时　　间	公司名称	公司性质
2011.7～2012.8	保健康医疗药品有限公司	上市公司

所属行业	所在部门	职位名称 离职原因
医疗、制药行业	包装车间	操 作 工　希望有更大发展

联系方式：

联系电话：18612467532

邮　　编：job@ jianli－sky. com

现所在地：天津

实践与演练

1. 请你结合本章的学习内容写一份求职信。

2. 假如你现在就是一名应届毕业生，请你结合本节课所学的学习内容，为自己编写一份求职简历。

任务三　了解医药行业职位、面试的基本程序，懂得仪表、服饰、举止礼仪的基本要求

世界 500 强能力素质要求（面试问答观察要点）

一、问题分析能力　　　　　　　十一、团队合作能力

二、市场敏感度　　　　　　　　十二、客户服务能力

三、解决问题能力　　　　　　　十三、组织意识

四、创造力　　　　　　　　　　十四、开拓能力

五、清晰的目的性　　　　　　　十五、诚信正直

六、决策能力　　　　　　　　　十六、职业化的行为方式

七、学习能力　　　　　　　　　十七、适应变革的能力

八、结构化思维能力　　　　　　十八、高效的工作能力

九、领导力　　　　　　　　　　十九、计划与自我管理能力

十、沟通影响力　　　　　　　　二十、充满工作激情

一、面试的基本内容

1. 医药行业常见的职位空缺

（1）医药营销人员　营销专业是医药行业市场需求较大的专业，就业前景广阔，历年平均就业率高达97%。常见的营销人员的职位包括：产品经理（productmanager）、品牌经理（brandmanager）、市场总监（chiefmarketingofficer）、医药代表、学术推广、购销员等。

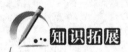
知识拓展

品牌策略盛行，品牌经理前景大好

医药行业市场中的品牌策略，如中美史克的"康泰克""芬必得""舒适达"；西安杨森的"吗丁啉""达克宁"；辉瑞制药的"络活喜"；诺华制药的"扶他林"都是品牌战略在市场成功实现的典范。

（2）医药管理人员　由于医药行业的管理涉及生产、动力和设备、物资原料、售后服务、财务、行政和人力资源的方方面面，专业要求上不能仅限于医药相关专业，这些管理人员的工作相对稳定，但医药管理人员市场需求量仅仅约占医药行业用人需求的20%。

（3）医药研发人员　中国具有医药人才资源丰富的优势，让全球制药企业相继到中国进行新药的研发。虽然医药研发人员市场需求相对较小，

约占医药行业人才需求的10%左右，而且对学历和专业、经验方面的要求相对较高。药学专业的毕业生主要是到制药厂和药物研究院的研发部门从事各类药物开发、研究、生产工作，从近年的数据来看，社会对药学研发人才的需求在不断增加，特别是中药研发岗位。与西药研发相比，我国的中药研发人才优势明显，在中药研发、技术、生产、临床实践方面有绝对优势。因此，随着人才竞争的加剧，我国重要研发人才成了外资制药企业争抢的对象，增加了医药专业学生的就业机会。

（4）基础操作人员　这类工作岗位我们就不多做赘述了，常见的就是药品生产线的操作工人，工作内容与制药相关，但多数是基础岗位。但作为刚刚步入职场的医药行业从业者，我们应当摆正姿态，从最基础的岗位做起，积累实际工作经验。

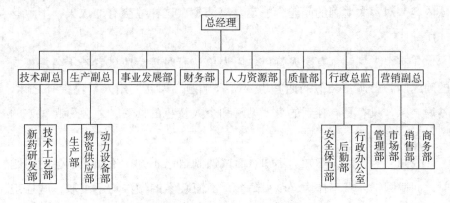

图 3-1　医药行业企业组织架构图

2. 面试的常用技巧

对社会经验有所欠缺的毕业生，求职面试的时候有一条是很重要的：不要首先去你最心仪的单位，而是首先到你不是特别想去的单位去面试。不为别的，就为了熟悉一下面试的全过程，为到最心仪的单位面试打下伏笔做好铺垫。同时，谨记下面这些面试常用技巧，将会对你毕业求职大有帮助。

（1）如何回答问题

①把握重点，简捷明了，条理清楚，有理有据。一般情况下回答问题

要结论在先，议论在后，先将自己的中心意思表达清晰，然后再做叙述和论证。否则，长篇大论，会让人不得要领。面试时间有限，如果多余的话太多，容易走题，反倒会将主题冲淡或漏掉。这一点在面试自我介绍的时候尤其需要注意。

②讲清原委，避免抽象。用人单位面试官提问总是想了解一些应试者的具体情况，切不可简单地仅以"是"和"否"作答。应针对所提问题的不同，有的需要解释原因，有的需要说明程度。不讲原委，过于抽象的回答，往往不会给主试者留下具体的印象。

③确认提问内容，切忌答非所问。面试中，如果对用人单位面试官提出的问题，一时摸不到边际，以致不知从何答起或难以理解对方问题的含义时，可将问题复述一遍，并先谈自己对这一问题的理解，请教对方以确认内容。对不太明确的问题，一定要搞清楚，这样才会有的放矢，不致答非所问。

④有个人见解，有个人特色。用人单位有时接待应试者若干名，相同的问题问若干遍，类似的回答也要听若干遍。因此，用人单位会有乏味、枯燥之感。只有具有独到的个人见解和个人特色的回答，才会引起对方的兴趣和注意。

⑤知之为知之，不知为不知。面试遇到自己不知、不懂、不会的问题时，回避闪烁，默不作声，牵强附会，不懂装懂的做法均不足取，诚恳坦率地承认自己的不足之处，反倒会赢得面试官的信任和好感。

（2）如何消除紧张　由于面试成功与否关系到求职者的前途，所以毕业生在面试时往往容易产生紧张情绪。有些学生可能由于过度紧张而导致面试失败。因此必须设法消除过度的紧张情绪。这里介绍几种消除过度紧张的技巧，供同学们参考。

①面试前可翻阅一本轻松活泼、有趣的杂志书籍。这时阅读书刊可以转移注意力，调整情绪，克服面试时的怯场心理。避免等待时紧张、焦虑情绪的产生。

②面试过程中注意控制谈话节奏。进入试场致礼落座后，若感到紧张先不要急于讲话，而应集中精力听完提问，再从容应答。一般来说人们精

神紧张的时候讲话速度会不自觉地加快,讲话速度过快,既不利于对方听清讲话内容,又会给人一种慌张的感觉。讲话速度过快,还往往容易出错,甚至张口结舌,进而强化自己的紧张情绪,导致思维混乱。当然,讲话速度过慢,缺乏激情,气氛沉闷,也会使人生厌。为了避免这一点,一般开始谈话时可以有意识地放慢讲话速度,等自己进入状态后再适当增加语气和语速。这样,既可以稳定自己的紧张情绪,又可以扭转面试的沉闷气氛。

③回答问题时,目光可以对准提问者的额头。有的人在回答问题时眼睛不知道往哪儿看。经验证明,魂不守舍,目光不定的人,使人感到不诚实;眼睛下垂的人,给人一种缺乏自信的印象;两眼直盯着提问者,会被误解为向他挑战,给人以桀骜不驯的感觉。如果面试时把目光集中在对方的额头上,既可以给对方以诚恳、自信的印象,也可以鼓起自己的勇气,消除自己的紧张情绪。

(3)如何运用语言 面试场上你的语言表达艺术标志着你的成熟程度和综合素养。对求职应试者来说,掌握语言表达的技巧无疑是重要的。那么,面试中怎样恰当地运用谈话的技巧呢?

①口齿清晰,语言流利,文雅大方。交谈时要注意发音准确,吐字清晰。还要注意控制说话的速度,以免磕磕绊绊,影响语言的流畅。忌用口头禅,更不能有不文明的语言。

②语气平和,语调恰当,音量适中。面试时要注意语言、语调、语气的正确运用。打招呼时宜用上语调,加重语气并带拖音,以引起对方的注意。自我介绍时,最好多用平缓的陈述语气,不宜使用感叹语气或祈使句。声音过大令人厌烦,声音过小则难以听清。以每个用人单位都能听清你的讲话为原则。

③注意听者的反应。求职面试不同于演讲,而是更接近于一般的交谈。交谈中,应随时注意面试官的反应。比如,面试官心不在焉,可能表示他对自己这段话没有兴趣,你得设法转移话题;侧耳倾听,可能说明由于自己音量过小使对方难于听清;皱眉、摆头可能表示自己言语有不当之处。根据面试官的这些反应,就要适时地调整自己的语言、语调、语气、

音量、修辞，包括陈述内容。这样才能取得良好的面试效果。

（4）如何运用手势　在日常生活交际中，人们都在自觉不自觉地运用手势帮助自己表达意愿。那么，在面试中怎样正确地运用手势呢？表示关注的手势是必须有的。在与他人交谈中，一定要对面试官的谈话表示关注，要表示出你在聚精会神地听。面试官在感到自己的谈话被人关注和理解后，才能愉快专心地听取你的谈话，并对你产生好感。面试时尤其如此。一般表示关注的手势是：双手交合放在嘴前，或把手指搁在耳下；或把双手交叉，身体前倾。

二、常见的面试形式、内容及流程

随着人才流失和人才流动的加快以及人才测评技术的发展，面试的形式也越来越丰富了。在此，我们为初入职场的求职者整理了一下常见的几种面试形式及流程，仅供大家参考。

1. 行为面试

这是最为常见的一种面试形式，面试官着重了解求职者的一系列的行为能力。面试官使用的方法是根据求职者的过往经历，询问其中的细节，了解求职者在学习和生活、工作中的具体表现，或者向求职者提出假设性的问题。

在行为面试中，求职者如果能够从过去的经验中找到具体的实际案例是最具有说服力的。面试官可能提到的问题会涉及很多方面，包括求职者的求职动机、未来发展计划等，也可以包括求职者在简历中提及的每一个细节。

行为面试，即面试官需要通过详细了解求职者的行为来判断其能力水平，因此，求职者太过泛泛地回答往往不能引起面试官的共鸣。例如，一个求职者声称自己是一个非常懂得团队合作的人，面试官通常不会买账，而会继续问道："请给出一个具体例子？您的团队合作能力体现在您以往工作中的一个真实案例？"如果求职者不能通过具体的例子来说明自己的能力，那么将无法获得面试官的认同。如果求职者给出了一个具体的实例，那么面试官很可能会顺着这个具体的实例继续追问下去，直至他们觉得求职者真正给出了有用的信息依据时，提问才会结束。

因此，在清楚了解行为面试的特点后求职者需要提前进行如下面试准备。

（1）回顾自己简历中的每一段经历，每一个细节，力求能够举出具体的实际案例作为依据，并能够进行具体的行为描述。

（2）针对应聘职位所需要的最为重要的能力素质，准备相应的案例和能够说明问题的行为描述。

案例

巧妙的行为面试

一家公司准备聘用一名药品营销经理。经过笔试的初步筛选后，只剩下 8 名候选人等待面试。

面试限定每人在两分钟之内，对面试官提出的问题进行回答。当每位候选人进入考场时，面试官说的是同样一句话："请您把大衣放好，在我面前坐下。"然而，在考试的房间中，除了面试官使用的一张桌子和一把椅子之外，什么东西也没有了。

有两名候选人听到面试官的话后，不知所措；另有两名候选人记得直掉眼泪；还有一名候选人听到提问后，就脱下自己的大衣，放到面试官的桌子上，然后说了一句："还有什么问题？"结果，这五名候选人全部被淘汰了。

在剩下的三名候选人中，一名听到面试官的发问后，先是一愣，接着立即脱下大衣，往右手一搭，躬身敬礼，轻轻地说道："这里没有椅子，我可以站着回答您的问题吗？"面试官对这个人的评语是：有一定的应变能力，但创新、开拓能力不足；彬彬有礼，能适应企业严格的管理制度，可用于财务、文秘部门。

另一位候选人听到问题后，马上回答道："既然没有椅子，就不用坐了，谢谢您的关心，我愿意听您的下一个问题。"面试官的评语是：守中有攻，可先培养与对内的业务开展，然后再对外发展。

最后一名候选人的反应是，当他听到面试官的问题后，眼睛一亮，随即走出门去，回到等候面试的房间，拿过来一把椅子，放在了面试官桌子前一米远的地方，然后，脱下自己的大衣，小心叠好后，放在了椅子背上，自己在椅子上端坐。当"时间到"的铃声一响，他马上起身，微微鞠躬，说了声"谢谢"随即退离了面试地点，把门轻轻地关上了。面试官对此人的评语是：不著一词却巧妙地回答了面试官的问题，富有开拓精神，加上笔试成绩优异，可以录用为药品营销经理。

我们完全可以相信，在这位药品营销经理上任后，公司的营销活动一定具有很大程度上的创新性和突破。

2. 压力面试

随着用人单位之间激烈的竞争，员工的压力月越来越大，所以用人单位希望招用到能够勇于接受挑战、承担工作责任并能够抵抗压力的高素质人才。因此，压力面试也越来越多的应用于面试过程中。

从本质上说，压力面试时行为面试的其中一种，区别在于，面试官会在面试过程中制造一种有压力的紧张气氛，常见的方式包括：

（1）打击求职者的自信心。例如对求职者的回答表示不满意，要求得到更好的答案，或者始终不给予明确的表态或反馈。

（2）对求职者的回答步步紧逼，不断追问，细节上有任何与简历的不符都进行质疑。

（3）突然提出出乎意料的问题，或者是非常难以回答的问题，并用沉默的方式要求求职者进行回答。

其实，压力面试只是一种特殊的行为面试，求职者无需对此感到恐慌，需要做的是保持冷静。无论面试官提出的问题有多刁难，都要保持冷静，如果遇到实在无法回答的问题，可以面带微笑地反问："我在这个方面确实了解的不多，希望能够得到您的指导。"在压力面试中，面试官要考察的是求职者对压力的处理能力，而注意力不仅是在于哪些刁难的问题。因此，放松心态，做足准备即可。

3. 电话面试

电话面试时远程面试形式中最常见的一种，通常出现在异地面试或面试的初期审核阶段。在电话面试中，求职者只能通过声音来展现自己，此时需要关注以下几个问题。

（1）避免没有重音、没有语调的对话，这样会让听者觉得非常沉闷，甚至忽略了需要留意关注的内容。

（2）由于没有面对面的交谈，也没有肢体语言辅助交流，因此求职者必须把自己的回答尽可能的比较有调理，有逻辑，实例具体，细节清晰，否则很难给面试官留下深刻印象。

（3）由于电话面试多数是在初步审核阶段，如果不能在这个时候抓住面试官的注意力，面试官可能未必会花太多的时间去了解你，因此，应该在最短时间内，尽快引起面试官的注意。

4. 无领导小组面试

无领导小组面试是目前备受欢迎的一种选拔人才的方式，有一组人共同进行一个无领导的小组讨论，谈论一个案例的研讨会形式是经常出现的。因为无领导小组面试是由一组人共同出战，所以不确定性很大，淘汰率较高。通常情况下，面试官会在无领导小组面试过程中，考察求职者的团队参与能力，观察的行为表现包括。

（1）是否能够和团队成员形成有效的沟通？

（2）是否能够有建设性的表达自己的想法？

（3）是否能够承担团队领导的角色和职责？

（4）是否会造成团队内部冲突？如何处理团队冲突的？能否态度温和地调节气氛？

（5）是否能够与团队成员一起在规定时间内得出答案或结论。

明确了无领导小组面试的考核要点后，求职者就可以有的放矢地进行面试准备，并且避免各种讨论过程中的误区。

5. 结构化面试

结构化面试是面试官针对招聘的职位空缺，精心设计一套可以探知求职者以往经历，并有逻辑性地考察求职者相应能力的问题。问题类型包括各个方面，情景回忆式的、假设性的、个人偏好类型等。与行为面试相比较，结构化面试具有以下特点。

（1）结构化面试是一套完整的面试问题，前后逻辑关系都已经预先确定，并对应相应的分值，通常面试官不会对问题进行任何解释，只需要求职者——作答。

（2）结构化面试中，面试官的个人好恶占的成分比重较低，基本由面试题本身的结构决定。因此，更多是由这套题目来选择合适的求职者，也未必是最令面试官满意的人选。

结构化面试的准备工作与行为面试相同，求职者需要根据面试题本身的设置有条理地回答问题。

6. 案例面试

案例面试通常应用于咨询行业，才用的形式主要有两种：一是面试官给出一个案例，求职者在相应时间内阅读分析后，为面试官做一个演讲报告。二是面试官给出一个案例背景介绍，但没有细节部分。求职者需要快速分析，分析后，向面试官进行不断地提问来获取更多的案例信息，最终给出分析报告。

这种面试方式的挑战非常大，需要找出一个案例的背景情况，再进行逻辑推理、分析总结，往往拿到题目后，求职者会手足无措，无从下手。建议求职者在拿到题目后，认真整理一下思路，了解需要理清的信息或数据，在进行下一步的分析、提问、总结。

虽然面试的形式是多种多样的，但面试的流程却是相对标准化的，通常包括以下 8 个流程，如图 3 - 2。

对社会经验有所欠缺的毕业生，求职面试的时候有一条是很重要的：不要首先去你最心仪的单位，而是首先到你不是特别想去的单位去面试。不为别的，就为了熟悉一下面试的全过程，为到最心仪的用人单位的职位面试打下伏笔。

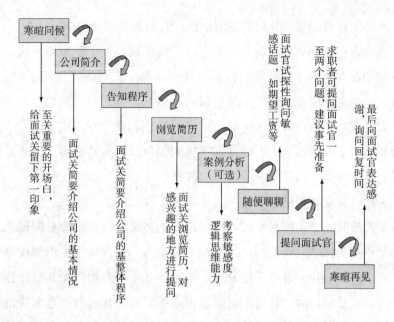

图 3 - 2   面试流程

三、面试时的仪表及服饰

据有关专家研究表明：第一印象由 55% 穿着化妆 + 38% 行为举止 + 7% 谈话内容构成，恰当的服饰搭配会给人留下明快、干练、庄重的良好印象。虽然一个工作人选的最后决定很少会取决于该人的服饰，但是第一轮的面试中很多人被淘汰的原因在于穿着不得体。因此，当你们刚刚走出校门，面对求职应聘时要特别注意自己的服装与化妆问题。

首先，服装的选择方面要根据自己的求职定位，既要表现出有教养、职业化的面貌，又要表示出对用人单位的尊敬。男生的最佳面试服装是两件套西装，特别是在应聘一些法律、银行、保险等，以中规中矩的形象为最基本要求的行业职位时，尽量以简单稳重的造型为佳。如一套深色的西装搭配白色衬衣及丝质领带，穿上黑色的系带皮鞋是最佳选择。对女生而言，职业化的套装搭配中跟的皮鞋会让你看起来精明、干练、成熟，会给面试官留下比较专业的印象。如果要应聘艺术、广告设计、大众传媒等行业的职位，可以穿着款式新颖时尚，并能体现自己个性的服装。如果对于一个特定的公司不能肯定该选择什么样的服装，那么选择穿套装是稳妥的。这样的穿着会显得你很重视这次面试且对该公司充满敬意。

其次，在选择面试服装时，要遵循"简单就是美"的原则，这既是职场着装的基本原则。在服装的色彩方面，讲究"三色原则"。全身的服装及鞋、包的色彩要控制在三个颜色以内，最好以黑、白、灰、蓝、咖啡为主，太过花哨的颜色可能会引起面试官的反感，显得不正式不庄重。如果你想从事的是创作行业，不妨试试明亮的颜色，但是鲜艳明亮也还是应该遵循简单的原则，白色是一个很好的选择。

再次，在穿着面试服装时，同样要合乎着装的基本礼仪。第一，男生在穿着西装时，要遵循西装的礼仪规范。比如黑色的皮鞋要搭配深色、长及小腿中部的袜子；西装袖口的商标一定要拆除；皮鞋、皮包与皮带要同色；西装纽扣的扣法要合乎规范等。第二，女生穿套裙时尤其要注意袜子的搭配。穿长筒袜时，袜边不能露在裙边下面；最好选择肤色或灰色的袜子，尽量不穿黑色及带花纹的长袜，不要穿脱丝的袜子，可在包里准备一双长袜备用。第三，佩带的首饰，如项链、戒指、手链、胸针等，数量不要超过三件，款式越简单越好，色彩、款式尽量统一。

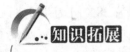

男士西装的正确穿法

1. 穿西装时，袖子这里要把里面的衬衫露出一部分，但一定是手臂垂直地面时，不能露出，只有当手臂向前伸展时才可以露出。如果里面穿的是衬衫以外的服装，如毛衣等，千万不能出来。

2. 口袋里什么都不能放，即使开了口，也不要把东西放进去，哪怕一张纸，有些人喜欢在胸前的口袋里放支笔，这也是不对的，除非参加什么活动可以放块手帕，其他的什么都不要放，当把西装脱下来后，里面衬衣的口袋也不能放东西。

3. 系好领带后，领带尖千万不要触到皮带上，如果系了领带，绝不可以穿平底便鞋。

4. 西服袖口商标一定要剪掉。

5. 西装的扣子绝对不能全部扣上。

如果是 2 粒扣的，那只能扣上面一个，如果是 3 粒的，那只能扣最上面的两个。除了坐着的时候，其他场合绝对不要敞开西装，要么就脱掉不要穿。

6. 西装一定要保持平整挺拔，所以平时脱下时，也要有一定的规矩，要把西装翻过来，把里衬朝外，肩膀对齐折叠，挂在手腕上，或是大腿上，可以放在椅背上，但千万不要靠上去。

最后，特别对于女生来说，简单的化妆也是完全有必要的。化妆不仅可以使自己增添信心，而且也是一种对自己和对他人的尊重。面试前要注意面部、头发、手部的清洁，选择合适的发型，并要保持口腔清洁和口气清新。男生应养成每天修面剃须的良好习惯，注意修剪鼻毛；女生则可化一个清新、自然的面试妆。化妆也要遵守礼仪，例如不要当众化妆、不要化浓妆、妆面出现残缺要及时补妆等。另外，面试时最好不要使用香水，特别是过浓的香水。

面试妆容小贴士

其实，毕业找工作对于每一个女孩子来说都是十分重要的，如何化一个清新体面的面试妆去参加面试，让面试官留下深刻的第一印象是非常重要，但不少学生从大一到大四其实都是很少化妆的，那么面试妆该如何化呢？

重点一：底妆

无论对于何种妆容而言，底妆都是一项最为基本的步骤。尤其，对讲究自然清新效果的面试妆而言，化出一个晶莹透明的底妆是面试妆成功的关键。要想化好底妆，首先就要选择一款适合自己的粉底，粉底的选择以接近自己皮肤颜色为佳。如果你的肤色偏黄，可选粉色粉底进行修饰；如果你属于泛红皮肤，可选绿色粉底对肌肤进行修饰；如果肤色偏黑，可选择最为接近自己肤色的象牙色。

在选择粉底的时候，应该将粉底均匀涂抹在颌下位置，而不是通常我们会涂抹的手背位置，因为颌下位置能非常准确地帮助人判断出肌肤与粉底的融合度。等待几分钟，当粉底颜色与肌肤相融合以后，再选择一款与肌肤颜色融合度最好的那一款颜色购买。涂抹以后给人感觉太白或暗的颜色都不可取，最好的效果应该是粉底与肌肤颜色完全融为一体，这才是最适合你自己的粉底。一款出色的粉底，不但可以让你的肌肤看起来细腻光滑，还可以提升肌肤的亮度。

贴心提示：如果你觉得自己的肤色不错，那么你可以选择打上时下非常流行的荧光散粉，它能起到提亮肤色的作用。但如果你感觉的肤色比较暗黄、黯淡的话，你应该先涂抹一层粉底，之后，再涂抹上荧光散粉。

重点二：眼妆

人们都说，眼睛是心灵的窗户，无论是何种风格的妆容，出色的眼妆绝对能起到画龙点睛的作用。而对于强调清新自然的面试妆而言，对于眼妆的部分，可以不用太过渲染，但是一支黑色的睫毛膏，是绝对不可或缺的。黑色睫毛膏不仅可以让眼睛看起来显得比较大，还能给人一种明亮而有神的感觉。

在面试前，应对眉毛应进行必要的修饰。眉型以自然状态为佳，不可过细，否则容易给人造成轻佻的形象；也不可过粗，这样会带给人不修边幅的感觉。

贴心提示：面试当中目光的接触可以说相当重要，眼部的化妆需要特别注意。如果要涂抹眼影，最好选用淡淡的粉色调，它可以让你看起来显得比较青春靓丽。至于具戏剧效果的亮彩眼影，以及炭黑、灰蓝色的眼线，还是保留到需要浓妆的场合再用吧！

重点三：唇妆

从局部妆容而言，唇妆的颜色是其唇部妆容成功的关键；从总整体妆容来看，唇妆的成败直接影响到面试妆容的成败。在参加面试的时候，最好避免涂抹颜色过于艳丽的唇膏，因为这可能会分散主试者对你的注意力。应选用色彩较不太鲜艳、也不需经常补妆的淡色的唇膏。如朱红色、淡红色等颜色都是不错的选择。相对于唇膏而言，时下流行的唇彩似乎更能呈现清新自然的彩妆感觉。淡粉色、桃红色的唇彩对于面试妆而言，都能收到不错的效果。

贴心提示：但相对于唇膏而言，唇彩最大的缺点是容易脱色，如果你选择涂抹唇彩，记得要及时进行补妆。而如果你本身非常适合涂抹红色调的唇膏，面试时可选用此类色调的口红，不过或许可以考虑将色彩艳丽度稍微降低，以平常使用的红色调唇妆产品，混合褐色调的唇膏即可。

四、面试过程中的礼仪

1. 面试过程中的礼仪原则

（1）遵时守信的原则　无论是对企业的面试官，还是对应聘求职的候选人，信誉都是立身之本，而信誉的确立来源于信守承诺。遵守时间也是信守承诺的重要表现，所以与人相约面试，必须要守时。若应聘者由于特殊原因无法准时到达面试地点，无法确保遵时守信，那么应及时告知面试官，诚恳地向面试官道歉并力求取得面试官的谅解，同时，表示自己会尽快赶到。

（2）尊重面试官的原则　对待面试官，我们要保有一颗敬人之心，处处不可失敬于人。所以，我们在面试过程中，应将对面试官表示关注、恭敬和友好放在首位，这也是面试礼仪的核心和重点。

（3）真诚的原则　在面试过程中，真诚往往是制胜的法宝，缺少了真诚，你在面试过程中的全部表现，就成为一种伪装。因此，在面试过程中，候选人应待人真诚，诚心诚意，回答面试官的问题时应该做到诚实无欺，言行一致，表里如一。

（4）自律的原则　面试过程中最重要的方面就是自我要求、自我约束、自我控制、自我对照、自我改进。因为只有这样，才能展示候选人自身良好的修养。相反，如果是严以律人，宽以待己，那么面试的结果也将是竹篮打水一场空。

（5）公平对等的原则　在面试过程中，面试官会提出形形色色的问题，根据不同的情况，候选人应采取不同的回答方式。但切忌不能表现出冷淡傲慢或者是曲意奉承的态度。只有做到彬彬有礼、热情大方、言行举止都恰到好处、恰如其分、不卑不亢、公平对等，才能最终赢得工作机会。

（6）面试过程中的基本礼仪。

第一，一旦和用人单位约好面试时间后，一定要提前 5 ~ 10 分钟到达面试地点，以表示求职者的诚意，给对方以信任感，同时也可调整自己的心态，做一些简单的仪表准备，以免仓促上阵，手忙脚乱。为了做到这一点，一定要牢记面试的时间地点，有条件的同学最好能提前去一趟，以免因一时找不到地方或途中延误而迟到。如果迟到了，肯定会给招聘者留下不好的印象，甚至会丧失面试的机会。

第二，进入面试场合时，千万不要紧张。如门关着，应先敲门，得到允许后再进去。开关门动作要轻，以从容、自然为好。见面时要向面试官主动打招呼问好致意，称呼应当得体。在用人单位没有请你坐下时，切勿急于落座。用人单位请你坐下时，应道声"谢谢"。坐下后保持良好体态，切忌大大咧咧，左顾右盼，满不在乎，以免引起反感。离去时应询问"您还有什么要问的吗？今天的面试就到这了吗？下一步的复试会在什么时候？"，得到允许后应微笑起立，道谢并说"再见"。

第三，对用人单位的问题要逐一回答。对方给你介绍情况时，要认真聆听。为了表示你已听懂并感兴趣，可以在适当的时候点头或适当提问、答话。回答面试官提出的问题，口齿要清晰，声音要适度，答话要简练、完整。一般情况下不要打断用人单位的问话或抢问抢答，否则会给人急躁、鲁莽、不礼貌的印象。问话完毕，听不懂时可要求重复。当不能回答某一问题时，应如实告诉用人单位，含糊其辞和胡吹乱侃会导致面试失败。对重复的问题也要有耐心，不要表现出不耐烦。

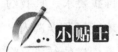 小贴士

面试过程中不要有这些小动作

手：这个部位最易出毛病。如双手总是不安稳，忙个不停，做些玩弄领带、挖鼻、抚弄头发、掰关节、玩弄考官递过来的名片等动作。

脚：神经质般不住晃动、前伸、翘起等，不仅人为地制造紧张气氛，而且显得心不在焉，相当不礼貌。

背：哈着腰，弓着背，似一个"刘罗锅"，考官如何对你有信心？

眼：或惊慌失措，或躲躲闪闪，该正视时却目光游移不定，予人缺乏自信或者隐藏不可告人秘密的印象，极易使考官反感；另外，若死盯着考官的话，又难免给人压迫感，招至不满。

脸：或呆滞死板，或冷漠无生气等，如此僵尸般地表情怎么能打动人？得快快改掉。一张活泼动人的脸很重要。

行：其动作有的手足无措，慌里慌张，明显缺乏自信，有的反应迟钝，不知所措，不仅会自贬身价，而且考官不将你看"扁"才怪呢。

总之，面试时，这些坏习惯一定要改掉，并自始至终保持斯文有礼、不卑不亢、大方得体、生动活泼的言谈举止。不仅可大大提升增强求职者的形象，而且往往使成功机会大增。

2. 电话面试过程中的礼仪

（1）投完简历后，就要做好用人单位人力资源部打来电话面试的准备，接听电话时不要随意走动，如果要出去，包里也要放一个笔记本和笔，以便记录，有条件，简历也可以随身带着。

（2）接到招聘单位人力资源部打来电话时，首先要镇定，如果环境比较吵，可以让对方稍等，找一个相对安静的地方，如果条件不允许，实在找不到，可以直接说明，自己现在说或不是很方便，大概什么时候可以回电话过去，但态度一定要谦和，同时表示歉意，一般招聘方是可以理解的。

（3）接电话要有礼貌，求职期间看到陌生座机的来电，要以"您好!"开头，交谈时请用普通话。

（4）电话面试，不同于面对面沟通，对方只能通过你的声音和说话来获得信息，尽量面带微笑，不要把情绪带到电话中，你的表情对方看不到，但绝对能听得出你接听电话时的情绪如何。

（5）不要轻易打断对方说话，认真听，待对方说话结束后，再进行回答或提问。

（6）招聘单位人力资源部打电话过来时，面前放的是你的简历，如果对简历内容存在什么疑问，会在电话里提出来，此时你的回答一定要和简历完全相符，这也是随身带简历的作用。

（7）有条件的话，用笔记下重要信息，好记性不如烂笔杆，例如用人单位的全称、人力资源部的电话、面试地点、时间，如有必要可以再适当的时候，跟人力资源部进行再次确认。因为求职简历肯定不止投给一家用人单位，这样一来，也可以避免混淆了面试时间和安排。

（8）结束时，要真诚感谢来电，这是最基本的礼貌。

 小贴士

A. HR 最讨厌的电话面试禁忌

1. 接听电话时语言不礼貌；

2. 拖拖拉拉，说话不利索（HR 的时间、耐心也是有限的）

3. 打断对方说话，抢话，非要自己先表明观点、提出问题；

4. 态度冷淡，情绪不积极；

5. 最忌讳的是一边做其他事，一边说话。

　B. 电话面试常问问题

你是哪里人呀？

在校参加过什么活动？

你对我们公司有什么了解吗？

你对我们这个行业怎么看？

你现在是否在职（如果在职，为什么想换工作？如果离职，离职原因是什么？）

你上一家公司的主要工作职责是什么？

你觉得什么样的工作适合你？

你为什么要应聘我们公司这个岗位，有什么优势？

期望薪资是多少？

3. 面试过程中自我介绍的礼仪

自信大方的自我介绍能给面试官留下深刻的第一印象，能赢得更多的认可和信任。在进入面试场合后，求职应聘者应主动进行自我介绍。自我介绍一般应包括以下内容。

（1）自己的姓名、年龄；

（2）毕业于哪所学校，学习的专业是什么；

（3）简单介绍一下自己的性格特点及自身优势；

（4）说明自己的求职意向，应聘的职位。

进行自我介绍时，应保证表情坦然、亲切，说话语速要适中，要力求做到表达清晰、流畅。言行举止应稳重、大方，说到自己的性格特点及优势时，可以将手放到自己的左胸上。切忌自我介绍长篇大论、慌慌张张、毛毛躁躁，更千万不要用手指指着自己。进行自我介绍时，眼睛要看着面试官，不要显得自己完全不知所措、一片茫然，更不要摆出一副满不在乎、随随便便的样子。

4. 面试过程中的语言礼仪

语言表达作为一种最基本的媒体形式，在求职面试过程中至关重要。求职面试就是通过对话和行为来全面展示自身的素质与能力等相关品质，以期博得面试官的认可。培养和训练语言礼仪规则，养成良好的语言习惯，这不仅有助于提高求职应聘者的自身素质，更会对今后求职面试有指导性意义，在求职应聘中受益匪浅。

在面试活动中，语言作为一种最基本的媒体形式，包括了听话和说话两方面，在很大程度上关系到面试行为的成败。所以，必须注重礼貌谈吐，遵守语言的规范，讲究说话的艺术性，做到语言美。

首先，要成为一个主动、积极的倾听者。一个聪明的善解人意的人，肯定是善于聆听的人，因为认真、专注的倾听面试官说话，是对说话者的一种无形的赞美。在面试过程中，同学们在倾听时要做到虚心、专心、耐心，要自然流露出一个有教养、懂礼仪的人应有的职业素养。第一，要表现出对面试官的充分的尊重。要记住对方姓名与职位；目光注视说话者，保持自然的微笑；身体微微倾向对方，表示对说话者的重视。第二，面试官的每一句话都是非常重要的，你要集中精力专心、认真地去听。要记住对方讲话的内容重点，适当地做出一些反应，如点头、会意地微笑，要了解说话人的希望所在。第三，不要轻易打断对方的说话，即使自己不同意对方的观点，也不要急于辩解，等对方说完再委婉的阐明自己的看法和态度。如遇对方发言过长、乏味，也应控制自己的厌烦情绪，否则会留下不懂礼貌、不尊重他人的印象。

其次，要成为一个善于表达的说话者。面试方一般较欣赏谈吐优雅、表达清晰、逻辑性强的应试者，自然、自信、谦虚的态度以及合适的语言技巧，会受到用人单位的欢迎。

第一，培养良好的语言习惯。做到发音清晰、咬字准确、语调得体、自然，可适度压低音调，这样感觉更加亲切、优雅；音量适中，以保持听者能听清为宜，过小显得缺乏自信，过大则影响他人，显得缺乏教养、过分张扬；语速适宜，要根据谈话内容调节速度与节奏，适宜地减缓说话节奏更容易使人接受。要培养良好的语言习惯，必须加强平时的训练，可以用录音机把自己日常生活中的语言录下来再放出来听，很容易找到不尽人意之处，这是自我检查和调节的好办法。

第二，要注意谈吐文明、礼貌，要尽量多用敬语、尊称，表示你对面试官的尊重。如某某某经理，您好！非常荣幸能够参加贵公司药品导购员职位的面试……

第三，语言要精练。自我介绍、回答问题时要简明扼要，语言啰嗦、讲话散漫是面试的大忌。

第四，保持自信的谈话态度。一位专家说过：面试过程是一个交朋友的过程，没有固定的问题和形式，因人而异。由此可见，面试的心态相当重要，心态决定状态，保持积极自信的心态，是面试中智慧语言不断迸发的前提。面谈时，讲话要充满自信，言之有据，思路清晰，有时过于谦虚会给人留下缺乏自信、没有主见的印象。但自信不等于盲目自负，自以为是、夸夸其谈是不受欢迎的。

第五，掌握谈话技巧。例如：在询问时，对敏感性较强的问题可以采用委婉、谦虚的语气去询问，太直白的发问常常是得不到良好的效果；回答一些令你感到冒犯或者与工作无关的问题时，拒绝是可以的，但口气和态度一定要婉转、温和，不能意气用事；双方意见不一致时，不要直接反驳，也不宜据理力争，要采取合适的方法，既要巧妙地表明了自己的观点，又要避免直接发生冲突。专家曾总结出五种不利于求职成功的话：言过其实、自卑、自负、哀求、恭维。另外，谦虚、诚恳、自然、亲和、自信的谈话态度会让你在任何场合都受到欢迎。

（五）面试过程中举止礼仪

举止是指人的表情和动作，是一种无声的语言，内涵极为丰富，在面试过程中，我们应当努力使自己成为举止优雅的人。在面试过程中，我们应检点自己的一言一行，因为这些都可能引起面试官的注意。而面试官的一举一动，虽然无言，却也可能有意。要善于察言观色，明察秋毫。

首先，保持生动、友善的面部表情。人的面部表情能够传递丰富的内心情感，同时也是修养的外露，是幽雅气质的显示器，能把一个人的知识、涵养等职业素养最直接、最充分地展现出来。面部表情主要包括合适的目光及恰当的微笑。

第一，恰到好处地运用目光的交会。在面试过程中，有些大学生对目光的恰当运用把握欠妥。例如，有的不敢抬头正视面试官，给人以缺乏自信的感觉；有的眼神飘忽不定，给人心不在焉的印象；还有的两眼紧紧盯着面试官，死死不放，让人感觉不适。合适的目光应正视对方脸部由双眼底线和前额构成的三角区域，同时，应将目光放虚切忌聚焦，这样一来，面试官会感到你的诚意。交谈时要将目光转向交谈人，以示自己在倾听，一般连续注视面试官的时间要把握在几秒钟以内，否则会引起对方的反感和不安。如果有不只一个人在场，你说话的时候要适当用目光扫视一下其他人，以示尊重。另外，还要善用目光的变化，灵活使用目光来表达自己内心的感情。

第二，要充分发挥微笑的魅力。微笑的表情之所以动人、令人愉快，不仅在于外观上给人的美感，还在于所传递的可喜的信息和美好的感情。微笑总是给人们带来友好的感情、欢乐和幸福，面对招聘单位的面试官一定要以微笑示人，听对方说话时，要时有点头，表示自己听明白了，或正在注意听。同时也要不时面带微笑，当然也不宜笑得太僵硬，总之，一切都要顺其自然。有些学生面对面试官时，过度紧张，面部表情严肃僵硬，给人造成不自然、缺乏自信的印象。在面试前可对镜多做微笑练习，只有发自内心、亲切自然的微笑才富有魅力，让人愉悦欢心。

其次，举止动作自然、大方、有条不紊，给人留下充满自信的良好印象。第一，要"站有站相，坐有坐相"，这是对一个人行为举止最基本的要求。进入面试房间时，要先敲门得到允许后再进入，注意保持优美的站姿与坐姿。正确的站姿要求做到头正目平，面带微笑，微收下颌，挺胸收腹，两手自然下垂或叠放在身体前面，两腿立直并拢，脚跟相靠，脚尖张开约60度，给人以挺拔、优雅的印象。入座时动作要轻而缓，坐椅子时最好只坐2/3，背部不靠椅背，女生必须两腿并拢，男生可稍微分开，双手叠放或平放在大腿上，身体保持挺直并可稍稍前倾，自然放松，面带微笑，给人端庄、大方的感觉。如招聘单位面试官有翘脚的情况，您千万不要觉得这是他对您不礼貌，其实这是一种文化。这里可能有三种原因：一是面试官很累，想休息一下；二是他觉得招聘工作不太重要，因此很放松；三是对您的心理考验，想看看您的表现。这时如果您显出不满的神情，就会给人留下不好相处的印象。第二，握手时讲究"尊者优先"，一是不能主动伸手，二是面试官伸手后，要热情友好，要把握好握手的力度和时间。第三，递物、接物时要双手接送。递名片时，面带微笑，注视对方，将名片下端对着面试官，用双手的拇指和食指分别持握名片上端的两角恭敬地送出名片。递面试材料时，应面带微笑，注视着对方，将材料的正面朝向面试官，双手送交对方或放在桌上。第四，要注意手机使用的礼仪，面试前要将手机关机或者设置到震动静音档。要知道，在面试中旁若无人的使用手机接听电话或查看、发送短信是非常不礼貌的行为。第五，务必要克服不文明的行为举止习惯，避免在面试的时候站没有站相，坐没有坐相。一定要记住：走动、就座、开门、关门时要尽量保持安静，回答问题时不要指手画脚、手舞足蹈，不做与面试无关的动作，进出房门的时候勿忘始终面对面试官等。

再次，手势不要太多。太多会过多分散别人的注意力。很多人的手势往往特别多，而且几乎都一个模子。尤其是在讲英文的时候，习惯两个手不停地上下晃或者单手比划，这一点一定要注意。另外，注意不要用手比划一二三，这样往往会滔滔不绝，令人生厌。面试过程中，还应注意您的手不要发出声响，比如手上不要玩纸、笔，有人觉得这样显得挺麻利的，但在正式场合不能这样，会显得很不严肃。手不要乱摸头发、胡子、耳朵，这样显得紧张，不专心交谈。不要用手捂嘴说话，这是一种紧张的表现。

5. 注意

（1）面试时应杜绝吃东西，如嚼口香糖或抽烟等。虽然这是最基本的礼仪，但有人也难免会犯。例如，有人因为自我感觉良好或为了显示自己的傲气，面试时嘴里还嚼着口香糖，这是很不礼貌的。有人还会忍不住烟瘾，抽上几口。外企里大部分地方都是禁烟的，即使没有这个要求，您抽烟也会显得很不礼貌，很不专业。目前，禁烟已是越来越流行了。面试时，请勿吸烟。

（2）喝水最忌讳的有两点　一是喝水出声。吃喝东西出声都是极失礼的举动。因此不妨从现在起就练习"默默无闻"的吃饭、喝水。二是若水放的位置不好，很容易洒。一般面试时，别人会给您塑料杯或纸杯，这些杯子比较轻，而且给您倒的水也不太多，这样就更容易洒。一旦洒了水，您就难免紧张，虽然面试官会很大度，但也会留下您紧张的印象。所以要小心，一定要放得远一点儿，喝不喝都没有关系。有些应聘者面试结束后，怕不好意思，就咕咚咕咚喝上几大口，其实没有这个必要。

（3）打喷嚏　打喷嚏之前或之后一定要说"不好意思"。就像国外流行打喷嚏五部曲：啊 T……Excuseme. Blessyou. Thankyou. Welcome。

小贴士

对面试者来说，要注意以下细节问题

1. 第一印象很重要。和面试官握手一定要有力，以说明你的自信和热情；要两眼平视面试官，注意和考官们目光交流，而不要环顾四周。

2. 面试时要集中注意力。对面试官提出的任何问题都不要忽略。

3. 少说话。要避免滔滔不绝、夸夸其谈的陈述，回答问题时要具体明了。

4. 准时抵达面试地点。准时到达说明你重诺守信。

5. 不要在面试中表现出你非常迫切地希望得到这份工作，但也不要表现出你对这份工作毫无兴趣。

6. 着装要得体。

7. 要注意礼貌，多使用"请"、"谢谢"、"非常荣幸"之类的话语。

8. 不要有过多的小动作。面试中任何一个不经意的小动作，如不停地摸头发、玩圆珠笔、不停地舔嘴唇等，都会让面试官对你的印象大打折扣，因为这些行为反映了面试者的紧张情绪。

9. 让面试官更好地认识你。向面试官简明扼要地介绍你的才能以及你打算怎样在工作岗位上发挥作用。

10. 在面试之前一定要仔细了解用人单位的特点和岗位的工作范畴。

总之，良好的面试礼仪是人际关系的润滑剂，良好的面试礼仪可以促进面试的成功几率。好的面试礼仪在人际交往中会给人一种亲和力，增进吸引和情感交流，增强信任和了解。作为应聘者在面试过程中，你的服装、化妆、言行举止等都会为目光犀利的面试官所注意，并将之与你的素质、性格特质相联系。在世界著名跨国公司三井物产（中国）负责人事工作的王维岭先生说："面试能不能成功，也许在你踏进大门后的最初 3 秒钟就已经被决定了。面试，首先考核的就是应聘者的外在气质，应聘者的衣着、发型、走路姿态等，以及与面试官打招呼、接送文件的举止，这些不经意间完成的动作，正是公司对他们外在气质的考察过程。"职业素养体现细节，细节展示素质。因此，如果能对细节之处的礼仪多加留心，往往可以使应聘者在激烈的竞争中脱颖而出，赢得自己满意的职位。

思考与实践

以班级或学习小组为单位，模拟演练面试过程。通过不同面试形式的模拟与演练，掌握面试技巧、面试过程中的注意事项及面试的礼仪等知识。

模块三 就业手续与相关制度、法律

通过上一个模块的学习，我们已经基本掌握了求职面试的一些基本技巧和注意事项。那么，作为一名刚刚步入社会的劳动者，当我们即将走上工作岗位，面临就业上岗的时候，我们应当去关注哪些？例如，用人单位是否已经合法合规地与我们订立了就业协议？我是否已经协调好了办理就业报到手续的各个方面？人事代理、劳务派遣和企业的正式职工有哪些区别呢？用人单位应当为我们缴纳哪些社会保险？作为初入职场的劳动者，我们对《劳动法》了解多少？初入职场，我们履行作为劳动者的义务的同时，我们也应关注用人单位用工过程中的合理性、合法性，以保护我们作为劳动者的合法权益。在下面这一模块的学习过程中，大家将对以上问题一一找到答案。

学习目标

通过本模块知识的学习，让学生掌握求职就业的相关政策法规，正确签订就业协议、完成报到手续的办理，能够在求职就业、成长成才的过程中，遵纪守法，用法律武器保护自己，履行劳动者的义务，保护自己作为劳动者的合法权益。

学习内容

- 掌握签订就业协议的基本知识和协议争议的解决方法
- 掌握报到手续的办理程序
- 了解劳务派遣、人事代理制度、社会保险制度和劳动合同的相关内容

任务一 掌握签订就业协议的基本知识和协议争议的解决方法

一、如何签订就业协议

就业协议即我们常说的"三方协议"，是《全国普通高等学校毕业生就业协议书》的简称，它是明确毕业生、用人单位、学校三方在毕业生就业工作中的权利和义务的书面表现形式，在就业协议中还应明确应届毕业生的户籍、档案关系、社会保险、公积金、就业岗位、试用期工资待遇等一系列相关问题。就业协议在毕业生到单位报到与用人单位签订正式劳动合同后自行终止。

三方协议书是不同于劳动合同的。首先，三方协议书是国家教育部统一印制的，每份三方协议都有国家教育部的编号，主要是明确三方的基本情况及要求。三方协议书制定的依据是国家关于高校毕业生就业的法规和规定，有效期为：自签约日起至毕业生到用人单位报到之日止的这一段时间。有些用人单位，如许多外企，除了在确定录用时签订三方协议之外，同时还需要在确定录用时，要求和毕业生签订一份类似劳动合同的协议。而更多的用人单位则要求先签三方协议，待毕业生报到后再签订劳动合

同。其次，三方协议涉及学校、用人单位（也包括用人单位的上级管理单位）、学生三方面，三方相互关联但彼此独立，须三方确认盖章后，三方就业协议方可生效。第三，毕业生签订就业协议时仍然是学生身份，三方协议只能证明学生与用人单位达成了初步的就业意向。一旦毕业生于用人单位签订了劳动合同，三方协议的效力应当立即丧失。如果劳动合同与三方协议附件及内容存在矛盾，也将以劳动合同为准。

《高校就业协议书》的签订程序：

（1）毕业生认真如实填写基本情况及应聘意见，并签名。

（2）用人单位、上级主管部门及人事档案管理部门签订意见。

（3）用人单位一定将档案详细转递地址填好。

（4）各院系签意见。

（5）学校就业指导中心签意见。

（6）省就业指导中心签证。

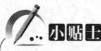 小贴士

《全国普通高等学校就业协议书》管理办法

1. 毕业生与用人单位达成一致意见上后，均须签订《就业协议书》。

2. 《就业协议书》由教育部高校学生司制定，学校招生就业工作处统一翻印，各学院集体到招生就业工作处领取，或者由毕业生持本人学生证到招生就业工作处领取。每位毕业生只有一套《毕业生就业协议书》，每套一式四份。

3. 任何单位或个人均不得复印、复制、翻印《就业协议书》；在签订过程中时，如果《就业协议书》因破损等情况而不能使用时，可持原件到招生就业工作处申请更换；《就业协议书》不得挪用、转借、涂改，否则视为无效。

4. 毕业生在协议书上签署个人意见之后，用人单位或学校两方之中只要有一方在协议书上签字，毕业生即不得单方面终止协议的签订工作。毕业生违约时，必须办理完毕与原签约单位的解约手续，然后将原协议书交还招生就工作处，并换取新的协议书。

5. 毕业生如果不慎将协议书遗失，学校原则上不再补发，到毕业派遣时，毕业生回生源地参加二次分配。若因特殊情况需要补发时，毕业生必须以书面形式提

出申请，由所在学院主管毕业生就业工作的负责人签署意见，经招生就业工作处调查并研究之后酌情处理。同时具备以下四个条件时，招生就业工作处方予受理：

（1）经核查，协议书确实属于遗失者；

（2）招生就业工作处收到毕业生的申请书两个星期以上。

（3）毕业生须交纳相当于违约金数额的费用。

6. 凡是通过地方或部委毕业生就业工作主管部门与用人单位签订《高校就业协议书》的毕业生，签约时可使用他们提供的《就业协议书》，但是毕业生回校后，必须与学校补签《高校就业协议书》。毕业生如果另有选择，则必须与原签约单位解除所签订的协议。

三方协议一旦签署，就意味着我们的第一份工作基本确定，因此，应届毕业生要特别注意签订三方协议中的相关事项。

二、签订就业协议的注意事项

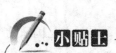小贴士

　　某高校就业办一位老师曾经这样提醒过他的学生："大学生签三方协议前，要认真查看用人单位的隶属关系，一般的国家机关、事业单位、国有企业一般都有人事接收权及档案管理权。民营企业、外资企业则需要经过人事局或人才交流中心的审批才能招收职工，协议书上要签署他们的意见才能有效。应届毕业生还要对不同地方人事主管部门的特殊规定有适当的了解。如有不清晰的地方，可以咨询用人单位人力资源部的人事专员。"

在签订三方协议时，我们应重点注意以下五个细节。

（1）作为应届毕业生，我们与用人单位签订三方协议时，首先要看填写的用人单位名称是否与单位的有效印鉴名称一致，如不一致，协议无效；填写自己的专业名称时，要与学校教务处的专业名称一致，不能简写。

（2）外资企业、合资企业、民营企业一般会约定试用期，根据合同期

的长度，可以从 1~3 个月不等，通常试用期为 3 个月，不得超过 6 个月。国家机关、高校、事业单位等用人单位一般采用见习期，通常为一年。

（3）不少单位为了留住学生，以高额违约金约束学生，就目前相关法律法规来看，用人单位与学生约定违约金属于不合规行为，但也不能排除用人单位在三方协议中对违约金进行约定的情况出现。

（4）现行的毕业生三方协议属"格式合同"，对用人单位和劳动者的约束力不比劳动合同，但三方协议的"备注"部分允许三方另行约定各自的权利义务。为了防止用人单位"承诺一套、做一套"的情况出现，毕业生可将签约前达成的休假、住房、社会保险等福利待遇在备注栏中详细说明，如发生纠纷，可以此维护自己合法权利。

（5）学生在签订三方协议时，要严格按照学校和用人单位规定的步骤进行。等用人单位填写完毕、盖章后再到学校就业指导中心签证盖章。切忌自己填写完毕后就直接到学校毕业生就业指导中心要求盖章。这样带来的后果是，单位在填写时，工资待遇等与过去承诺的大相径庭。学生却因为自己和学校都已经签字盖章，回天乏力。

三方协议是国家统计大学生就业率的一个重要根据，同时也是国家为应届毕业生发放派遣证（即报道证）的一个重要证明。我们只有签署了三方协议，拿回学校就业指导中心，学校就业指导中心才会在你毕业后将派遣证发给你，当你拿着派遣证到你的工作单位报到，这就意味着你已经成为了这家工作单位的正式一员了，用人单位也应与你签订正式的劳动合同，也就此开始给你计算工龄，为你缴纳社会保险。同时，这也意味着你真正意义上成为一名光荣的社会劳动者，从学生的角色正式转换为社会人的角色。

三、签订就业协议过程中常见争议问题及解决方法

第一，从三方协议的签订程序来看，按照正常的签订三方协议的程序，应当是最后到学校签章，由学校作最后把关，更有利于维护毕业生合法利益。但部分毕业生为了图方便，要求学校先签章，再交用人单位。这样一来，一旦用人单位在三方协议中添加了某些有损毕业生权益的条款，

将对学生产生不利后果。此类问题的处理方法：毕业生严格按照学校要求的程序与用人单位签订三方协议，最后由学校把关，同时，学校也可以确认签约手续是否完备，否则由于手续不齐等原因，导致毕业生到用人单位无法报到，会加大毕业生心理负担。

第二，从三方协议签订的内容上来看，毕业生应要求用人单位在三方协议中明确自己的用工岗位、基本工资待遇、社会保险、公积金等福利。很多毕业生在求职过程中，用人单位就工作岗位、工资待遇、社会保险、公积金等信息多数情况下是事先进行口头通知或约定，而没有订立书面的依据。一旦用人单位在最终录用时有所变故，毕业生将面临进退两难的境地，不办理报到手续，也许会产生违约的纠纷，若到用人单位工作，难免心中有不满，也给自己的第一份工作带来很大的压力。此类问题的解决方法是：毕业生可将签订三方协议前达成的工作岗位、基本工资待遇、社会保险、公积金等福利待遇在协议内容中或备注栏中详细说明，如发生纠纷，可以此为依据，维护自己合法权利。

案例❶

小张在大三时到一家广告公司实习。由于实习表现突出，小张与该公司达成就业意向，并签订了就业协议。双方约定，服务期为3年，如果小张提前解约必须赔偿公司1万元。至于协议中的待遇、福利等条款暂为空白，公司人事部门让他先签名，具体条款过几天再补上。小张觉得自己是经熟人介绍来的，不好意思提待遇的事儿。找个工作不容易，不敢要求太多。反正别人有啥咱有啥呗，差不了多少。小张便在协议上签上了自己的名字。

正式上班后，公司与他签订了劳动合同，合同的有效期仅1年，而且也没有提前解除合同的赔偿条款。由于待遇与其他员工相差比较大，小张在工作第二年便向公司提出辞职。公司提出，必须按就业协议的规定赔偿1万元。小张不服，准备通过法律手段维权。小张是否需要向公司赔偿这1万元？

案例评析

就业协议与劳动合同存在很大区别

1. 法律适用不同及争议处理方式不同

毕业生就业协议是毕业生在校时，由学校参与见证、与用人单位协商签订的，是编制毕业生就业计划方案和毕业生派遣的依据。劳动合同是毕业生到单位报道后，与用人单位确立劳动关系、明确双方权利和义务的协议。

就业协议要解决的核心问题是毕业生正式毕业后要到单位报到，单位在毕业生报到上班时无条件地录用；同时，单位应当提供"毕业生就业协议书"中约定的劳动报酬、工作岗位等内容。就业协议属于普通的民事协议，因而受民法的调整。而劳动合同则受劳动法的调整。

因此，就业协议签订后，学生和用人单位在就业过程中的争议，一般由市高校毕业生就业办公室协调。当事人也可以向人民法院起诉。而履行劳动合同所产生的争议，则需要先进行仲裁，对仲裁不服的，才可以向人民法院起诉。

2. 条款不同

根据《劳动合同法》的规定，劳动合同的必备条款主要有：

（一）用人单位的名称、住所和法定代表人或者主要负责人；

（二）劳动者的姓名、住址和居民身份证或者其他有效身份证件号码；

（三）劳动合同期限；

（四）工作内容和工作地点；

（五）工作时间和休息休假；

（六）劳动报酬；

（七）社会保险；

（八）劳动保护、劳动条件和职业危害防护；

（九）法律、法规规定应当纳入劳动合同的其他事项。

任务二　掌握报到手续的办理程序

一般情况下，毕业生从毕业到正式入职用人单位大概分为如下步骤。

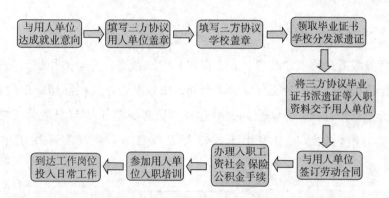

下面，我们来详细讲述一下，毕业生到用人单位报到的相关手续。

第一步：三方协议的签订，在任务一中我们已经详细的讲解过了，在这里就不多做赘述了。

第二步：将信息及盖章签批完整的三方协议交至学校就业指导中心，待毕业生拿到毕业证，办理离校手续的同时，学校将派遣证发到每位毕业生手中。派遣证上的指定单位，就是与你签订三方协议的用人单位。

第三步：与用人单位确定档案转移手续如何办理，是将档案转移至用人单位存档部门，还是转移至用人单位指定的人才中心存放档案；如果你是党员，也需要与用人单位确认党员关系转移手续；另外，若用人单位可以落户口，我们还需要事先与用人单位确定户口转移的相关手续。待所有手续都确定后，我们可以按照派遣证上的有效期，以及用人单位规定的上班时间到用人单位报到。

第四步：按照用人单位的要求，提供所需的入职资料。包括但不限于身份证复印件、户口本的复印件、体检证明、学历证明、学位证明、一寸照片、职工个人信息登记表等入职资料。

第五步：仔细阅读用人单位提供的劳动合同版本，以确保用人单位合法缴纳社会保险及公积金，方可与用人单位签订劳动合同。

任务三 了解劳务派遣、人事代理、社会保险和 劳动合同相关内容

一、劳务派遣制度

劳务派遣又称人才派遣、人才租赁、劳动派遣、劳动力租赁，是指由劳务派遣机构与派遣劳工订立劳动合同，由要派企业（实际用工单位）向派遣劳工给付劳务，劳动合同关系存在于劳务派遣机构与派遣劳工之间，但劳动力给付的事实则发生于派遣劳工与要派企业（实际用工单位）之间。

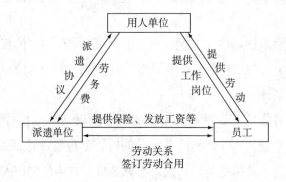

图 2-1 劳务关系图

二、人事代理制度

人事代理是指由政府人事部门所属的人才服务中心，按照国家有关人事政策法规要求，接受单位或个人委托，在其服务项目范围内，为多种所有制经济尤其是非公有制经济单位及各类人才提供人事档案管理、职称评定、社会养老保险金收缴、出国政审等全方位服务，是实现人员使用与人事关系管理分离的一项人事改革新举措。人事代理的方式有委托人事代理，可由单位委托，也可由个人委托；可多项委托，将人事关系、工资关系、人事档案、养老保险社会统筹等委托区人才服务中心管理，也可单项委托，将人事档案委托区人才服务中心管理。

1. 人事代理的具体内容

由代理方和委托方协商确定，代理方可以提供如下服务

（1）为委托方提供人事政策咨询，并协助委托方研究制定人才发展规划和人事管理方案等。

（2）为委托方管理人事关系、人事档案。办理专业技术人员专业技术职务任职资格的申报工作；办理大中专毕业生见习期满后的转正定级手续，调整档案工资；出具因公或因私出国。自费留学。报考研究生、婚姻登记和独生子女手续等与人事档案有关的证明材料。

（3）为国家承认学历的大中专毕业生提供人事代理服务，从签订人事代理合同之日起按有关规定承认身份，申报职称，计算工龄，确定档案工资，办理流动手续。

（4）为委托方接转党团组织关系，建立流动人员党团组织，开展组织活动。

（5）为委托方代办失业、养老等社会保险业务。

（6）为委托方代办人才招聘业务，提供人才供需信息，推荐所需专业技术人员和管理人员，负责聘用人员合同签证。

（7）根据委托方要求，开展岗位培训，并协助委托方制定培训计划。

（8）根据委托方要求，开展人才测评业务。

（9）代理与人事管理相关业务。

2. 人事代理的一般程序

（1）委托方向代理方提出申请，并提供有关材料。个人办理委托人事代理，根据各自情况的不同，须向当地人才流动机构分别提交下列有关证件：①应聘到外地工作的，须提交委托人事代理申请。聘用合同复印件、身份证复印件、聘用单位证明信（证明其单位性质、主管部门、业务范围）等。②自费出国留学的人员，须提交委托人事代理申请、原单位同意由人才流动机构保存人事关系的函件、出国的有关材料等。③辞职、解聘人员尚未落实单位的，须提交委托人事代理申请及辞职、解聘证明，身份证复印件等证件。

（2）代理方对委托方申报的材料进行审核。

（3）委托方与代理方签订人事代理合同。

（4）代理方向有关方面索取人事档案及行政、工资。组织关系等材料，并办理有关手续。

（5）人事代理当事人的权利和义务，由双方以协议的形式予以明确，共同遵守。

三、社会保险制度

依据《中华人民共和国社会保险法》的有关规定，用人单位应依法为劳动者缴纳基本养老保险、医疗保险、工伤保险、失业保险和生育保险五种社会保险，这也就是我们通常所说的"五险"。

下面我们来详细看一下这五种社会保险的有关规定。

1. 基本养老保险

职工应当参加基本养老保险，由用人单位和职工共同缴纳基本养老保险费。基本养老保险实行社会统筹与个人账户相结合。用人单位应当按照国家规定的本单位职工工资总额的比例缴纳基本养老保险费，记入基本养老保险统筹基金。职工应当按照国家规定的本人工资的比例缴纳基本养老保险费，记入个人账户。参加基本养老保险的个人，达到法定退休年龄时累计缴费满十五年的，按月领取基本养老金。

参加基本养老保险的个人，达到法定退休年龄时累计缴费不足十五年的，可以缴费至满十五年，按月领取基本养老金；也可以转入新型农村社会养老保险或者城镇居民社会养老保险，按照国务院规定享受相应的养老保险待遇。国家建立基本养老金正常调整机制。根据职工平均工资增长、物价上涨情况，适时提高基本养老保险待遇水平。

2. 医疗保险

职工应当参加职工基本医疗保险，由用人单位和职工按照国家规定共同缴纳基本医疗保险费。国家建立和完善城镇居民基本医疗保险制度。城镇居民基本医疗保险实行个人缴费和政府补贴相结合。职工基本医疗保险、新型农村合作医疗和城镇居民基本医疗保险的待遇标准按照国家规定执行。参加职工基本医疗保险的个人，达到法定退休年龄时累计缴费达到国家规定年限的，退休后不再缴纳基本医疗保险费，按照国家规定享受基本医疗保险待遇；未达到国家规定年限的，可以缴费至国家规定年限。符合基本医疗保险药品目录、诊疗项目、医疗服务设施标准以及急诊、抢救的医疗费用，按照国家规定从基本医疗保险基金中支付。

3. 工伤保险

职工应当参加工伤保险，由用人单位缴纳工伤保险费，职工不缴纳工伤保险费。社会保险经办机构根据用人单位使用工伤保险基金、工伤发生率和所属行业费率档次等情况，确定用人单位缴费费率。用人单位应当按照本单位职工工资总额，根据社会保险经办机构确定的费率缴纳工伤保险费。职工因工作原因受到事故伤害或者患职业病，且经工伤认定的，享受工伤保险待遇；其中，经劳动能力鉴定丧失劳动能力的，享受伤残待遇。

4. 生育保险

职工应当参加生育保险，由用人单位按照国家规定缴纳生育保险费，职工不缴纳生育保险费。用人单位已经缴纳生育保险费的，其职工享受生育保险待遇；职工未就业配偶按照国家规定享受生育医疗费用待遇。所需资金从生育保险基金中支付。生育保险待遇包括生育医疗费用和生育津贴。

生育医疗费用包括下列各项。

（1）生育的医疗费用；

（2）计划生育的医疗费用；

（3）法律、法规规定的其他项目费用。

职工有下列情形之一的，可以按照国家规定享受生育津贴。

（1）女职工生育享受产假；

（2）享受计划生育手术休假；

（3）法律、法规规定的其他情形。

生育津贴按照职工所在用人单位上年度职工月平均工资计发。

5. 失业保险

职工应当参加失业保险，由用人单位和职工按照国家规定共同缴纳失业保险费。失业人员符合下列条件的，从失业保险基金中领取失业保险金。

（1）失业前用人单位和本人已经缴纳失业保险费满一年的；

（2）非因本人意愿中断就业的；

（3）已经进行失业登记，并有求职要求的。

失业人员失业前用人单位和本人累计缴费满一年不足五年的，领取失业保险金的期限最长为十二个月；累计缴费满五年不足十年的，领取失业保险金的期限最长为十八个月；累计缴费十年以上的，领取失业保险金的期限最长为二十四个月。重新就业后，再次失业的，缴费时间重新计算，领取失业保险金的期限与前次失业应当领取而尚未领取的失业保险金的期限合并计算，最长不超过二十四个月。失业保险金的标准，由省、自治区、直辖市人民政府确定，不得低于城市居民最低生活保障标准。

四、劳动合同

1. 什么是劳动合同

劳动合同是指劳动者同企业、国家机关、事业单位、民办非企业单位、个体经济组织等用人单位之间订立的明确双方权利和义务的协议。凡是劳动关系都应当而且只能依据《劳动合同法》来调整。劳动合同关系是劳动者在运用劳动能力，实现社会劳动过程中与用人单位之间产生的社会关系。劳动合同行为是劳动关系权利和义务所指向的对象。劳动者的首要义务是实施劳动行为，完成劳动任务和做好本职工作；用人单位的义务是履行支付劳动报酬的行为。

2. 订立劳动合同的注意事项

（1）劳动者在订立劳动合同前，有权了解用人单位相关的规章制度、劳动条件、劳动报酬等情况，用人单位应当如实说明。用人单位在招用劳动者时，有权了解劳动者的健康状况、知识技能和工作经历等，劳动者应当如实说明。

（2）劳动合同文本可以由用人单位提供，也可以由用人单位与劳动者共同拟定。劳动合同一式两份，双方当事人各执一份。简历劳动关系的日期自用工之日起计算，无论什么时候签订劳动合同，都表示已建立劳动关系。

（3）用人单位招用劳动者不得扣押身份证或其他证件，不得要求劳动者提供担保或巧立名目向劳动者收取财物。

（4）关于试用期的具体约定

①劳动合同期限二个月以上不满一年的，试用期不得超过一个月；

②劳动合同期限一年以上不满三年的，试用期不得超过二个月；

③三年以上固定期限和无固定期限的劳动合同，试用期不得超过六个月。

④同一用人单位与同一劳动者只能约定一次试用期；

⑤以完成一定工作任务为期限的劳动合同或者劳动合同期限不满三个月的，不得约定试用期；

⑥试用期包含在劳动合同期限内；

⑦劳动合同仅约定试用期的，试用期不成立，该期限为劳动合同期限；

⑧劳动者在试用期的工资不得低于本单位相同岗位最低档工资或者劳动合同约定工资的百分之八十，并不得低于用人单位所在地的最低工资标准；

⑨防止用人单位不断用换岗位的方式，反复延长试用期，因为同一个岗位同一个人不能适用两次试用期，而换岗位就没有限制了。

（5）毕业生签劳动合同要明确职务和岗位，否则，用人单位会利用调职的方式，变相压迫你主动辞职，不支付任何经济补偿金打发你。

（6）在劳动合同中还应明确最低的工资标准，最好能将年终奖用条款固定下来，作为工资的一部分。由于我国目前还没有针对年终奖的相关法律法规，这个法律空白有可能被用人单位利用，将来成为克扣薪水的一种方式。四要了解用人单位是否给员工办理社会保险。如果没有社保，等于工资减去很多，还不能享受国家和单位的社保福利。

3. 劳动合同的类型

（1）固定期限劳动合同，是指用人单位与劳动者订立的约定合同起始和终止日期的劳动合同。用人单位与劳动者协商一致，可订立固定期限劳动合同。

（2）无固定期限劳动合同，是指用人单位与劳动者订立的没有约定终止时间的劳动合同。用人单位与劳动者协商一致，可以订立无固定期限劳动合同。《劳动合同法》规定有下列情形之一，劳动者提出或者同意续订、订立劳动合同的，除劳动者提出订立固定期限劳动合同外，应当订立无固定期限劳动合同。

①劳动者在该用人单位连续工作满十年的；

②用人单位初次实行劳动合同制度或者国有企业改制重新订立劳动合同时，劳动者在该用人单位连续工作满十年且距法定退休年龄不足十年的；

③连续订立二次固定期限劳动合同，且劳动者没有违反用人单位规章制度的情形，续订劳动合同的。

④用人单位自用工之日起满一年不与劳动者订立书面劳动合同的，视为用人单位与劳动者已订立无固定期限劳动合同。

（3）完成一定工作任务为期限的劳动合同，是指用人单位与劳动者约定以某项工作的完成为合同期限的劳动合同。用人单位与劳动者协商一致，可以订立以完成一定工作任务为期限的劳动合同。

4. 劳动合同应当具备以下条款

（1）用人单位的名称、住所和法定代表人或者主要负责人；

（2）劳动者的姓名、住址和居民身份证或者其他有效身份证件号码；

（3）劳动合同期限；

（4）工作内容和工作地点；

（5）工作时间和休息休假；

（6）劳动报酬；

（7）社会保险；

（8）劳动保护、劳动条件和职业危害防护；

（9）法律、法规规定应当纳入劳动合同的其他事项。

小贴士

天津市劳动合同范本：

天津市企业（事业）单位劳动合同书

甲方（用人单位）名称：_____

企业类别：_____

法定代表人：_____

职务：_____

地址：_____

乙方（劳动者）姓名：_____

年龄：_____

性别：_____

民族：_____

户籍所在地：_____省_____市_____区（县）_____街_____乡（镇）_____村

户口种类：非农业户口（　）；农业户口（　）

居民身份证号码：_____

国籍及护照号码：_____

现住址：_____

根据《中华人民共和国劳动法》和《天津市实施劳动合同制度规定》等规定，甲乙双方在平等自愿、协商一致的基础上签订本合同。

第一条　合同期限

本合同期限执行下列_____款。

一、本合同期限为____年（月），自____年____月____日起至____年____月____日止。其中试用期为____月（日）。

二、本合同为无固定期限，自____年____月____日始，其中试用期为____月（日）。

终止劳动合同条件约定如下：

（一）：_____

（二）：_____

（三）：_____

三、以完成一定的工作为期限

_____

第二条　工作内容

甲方根据生产工作需要，安排乙方在_____岗位工作。乙方应服从甲方安排，完成本岗位所要求的工作。

第三条　劳动报酬

一、甲方按照国家和本市有关规定，按月支付乙方的工资报酬，工资报酬不低于本市规定的最低工资标准。

二、甲方每月____日以货币形式支付工资。无故拖欠或不支付工资的，除全额支付工资报酬外，还需加发相当于工资报酬百分之二十五的经济补偿。

三、工资具体支付办法、标准及有关内容约定如下：

（一）_____

（二）_____

（三）_____

第四条　工作时间和休息休假

甲方执行国家规定的工时制度，实行每日工作时间不超过八小时，平均每周工作时间不超过四十小时的工时制度。甲方因生产经营需要，经与工会和乙方协商后可以延长工作时间，一般每日不超过一小时；因特殊原因需要延长工作时间的，每日不超过三小时，每月不超过三十六小时。

一、甲方在乙方岗位实行_____工时制度。

二、甲方延长乙方工作时间，按照《劳动法》和本市有关规定支付乙方延长工作时间的工资报酬。

三、甲方保证乙方按照国家和本市有关规定，享受各种休息休假。

第五条　社会保险和福利待遇

一、甲乙双方按照国家和本市的规定参加养老、失业、医疗、工伤、生育等社会保险，履行缴费义务，确保乙方享有各种社会保险的权利；

二、乙方患病或非因工负伤实行医疗期制度。医疗期期限及医疗期内的病假工资、疾病救济费和医疗待遇按有关规定执行。

三、保险和福利待遇事项约定如下：

（一）_____

（二）_____

（三）_____

（四）_____

（五）_____

第六条 劳动保护和劳动条件

一、甲方严格执行国家和本市有关劳动保护方面的规定，对乙方进行安全生产和操作规程教育培训，努力改善劳动条件，保证乙方在生产过程中的安全与健康；

二、甲方按照国家和本市的规定及时向乙方发放防护用品，并按规定对乙方进行健康检查。

三、乙方在劳动过程中必须严格遵守劳动安全卫生和操作规程。

四、乙方患职业病、因工负伤或死亡，甲方按国家和本市有关规定给予各项待遇。

第七条 劳动纪律

一、甲方有权依据国家和本市有关规定制定本单位的规章制度，并按规章制度对乙方实行管理和奖惩。

二、乙方应遵守甲方制定的各项规章制度和劳动纪律，服从管理，按本合同的约定保守甲方的商业秘密（保守商业秘密具体事项在本合同第十四条中约定）。

第八条 本合同的变更

有下列情形之一的，甲乙双方可变更本合同的相关内容：

（一）甲乙双方协商同意对部分条款进行变更的；

（二）由于客观情况发生重大变化，致使本合同不能完全履行的；

（三）本合同订立时所依据的有关规定已修改或废止的。

第九条 本合同的终止

有下列情况之一的本合同终止：

（一）合同期满，不再续订的；

（二）甲方被依法宣告破产、解散、撤销的；

（三）乙方死亡的；

（四）甲乙双方约定的终止合同条件出现的；

（五）有不可抗力出现致使本合同不能履行的。

第十条 本合同的续订

本合同期满，经甲乙双方协商同意可以续订本合同，续订合同手续应在合同期满前 15 日内办理。

第十一　条本合同的解除

一、经甲乙双方协商一致，本合同可以解除。

二、有下列情形之一的，甲方可以解除本合同：

（一）乙方在试用期间被证明不符合录用条件的；

（二）乙方严重违反劳动纪律或甲方规章制度的；

（三）乙方严重失职营私舞弊或泄露甲方商业秘密，给甲方利益造成重大损害的；

（四）乙方被依法追究刑事责任或被劳动教养的；

（五）乙方患病或者非因工负伤，医疗期满后不能从事原工作，也不能从事由甲方另行安排的工作的；

（六）乙方不能按要求完成本合同约定的任务或者同工种同岗位人员的工作量，经过培训或者调整工作岗位仍不能胜任工作的；

（七）本合同订立时所依据的客观情况发生重大变化，致使本合同无法履行，经甲乙双方协商不能就变更合同达成协议的；

（八）甲方濒临破产进行法定整顿期间或者经有关部门确认生产经营状况发生严重困难，确需裁减人员的。

甲方依据（五）至（八）项解除劳动合同的，应当提前三十日以书面形式通知乙方本人。

三、甲方解除本合同，符合本条一款、二款（五）至（八）项规定的甲方应按国家和本市有关规定给予乙方经济补偿；符合本条第二款（五）项还应按规定支付医疗补助费。

四、有下列情形之一的，甲方不得解除本合同：

（一）合同期未满，又不符合本条一、二款规定的；

（二）乙方患职业病或者因工负伤并经劳动行政部门劳动鉴定委员会确认丧失或者部分丧失劳动能力的；

（三）乙方患病或负伤，在规定的医疗期内的；

（四）女职工在符合国家和本市有关计划生育规定的孕期、产期、哺乳期内的；

（五）法律和行政法规规定的其它情形。

五、乙方解除合同：

（一）应提前三十日以书面形式通知甲方。违反本合同约定的要依法承担责任。

（二）有下列情形之一的，乙方可以随时通知甲方解除本合同：

1. 乙方在试用期内；

2. 甲方以暴力、威胁或者非法限制乙方人身自由的手段强迫劳动的；

3. 甲方劳动安全卫生条件恶劣、危害乙方身体健康的；

4. 甲方未按本合同约定支付劳动报酬的。

第十二条　终止、解除本合同证明

终止、解除本劳动合同后，甲方应按规定开具终止、解除劳动合同证明书。

第十三条　违反本合同的责任

一、由于甲乙双方任何一方的过错行为造成本合同不能履行或者不能完全履行，应承担违约责任；如属双方违约，根据实际情况，由双方分别各自承担各自应负的违约责任。违约金的约定如下：_____

_____

二、甲乙双方任何一方违反本合同，给对方造成损害的，按照国家和本市有关规定给予赔偿。

三、因不可抗力原因致使本合同不能履行，任何一方受到损害，对方不承担违约责任。

第十四　条双方约定的其他事项

一、_____

二、_____

三、_____

四、_____

五、_____

第十五　条劳动争议处理

甲乙双方因执行本合同发生争议的，应协商解决；协商无效可进行调解；调解无效的任何一方均可向有管辖权的劳动争议仲裁委员会申请仲裁；对仲裁裁决不服的，可以向有管辖权的人民法院提起诉讼。

第十六　条其它事项

一、本合同未尽事宜或条款与法律、法规有抵触的，按国家和天津市的有关规定执行。

二、本合同甲乙双方签字盖章后，甲方应在一个月内到劳动行政部门办理鉴证，双方必须严格遵照执行。本合同一式两份，甲乙双方各执一份。

甲方（盖章）

乙方（签字）：＿＿＿＿＿＿

法定代表人或委托代理人
（签字或盖章）

＿＿＿年＿＿月＿＿日 ＿＿＿年＿＿月＿＿日

经审查，本合同符合国家和本市有关法律、法规、规章规定，予以鉴证。

鉴证机关（盖章）

鉴证人员（盖章）

鉴证日期：＿＿＿年＿＿月＿＿日

2. 签订劳动合同的注意事项

毕业生签劳动合同一要明确职务和岗位，否则，用人单位会利用调职的方式，变相压迫你主动辞职，不支付任何经济补偿金打发你。二要防止用人单位不断用换岗位的方式，反复延长试用期，因为同一个岗位同一个人不能适用两次试用期，而换岗位就没有限制了。三要在劳动合同中明确最低的工资标准，最好能将年终奖的相关法律法规，这个法律空白有可能被用人单位利用，将来成为克扣薪水的一种方式。四要了解用人单位是否给员工办理社会保险金。如果没有社保，等于工资减去很多，还不能享受国家和单位的社保福利。

案例❷

未订立书面劳动合同，如何保护劳动者合法权利？

2005 年 4 月 6 日，刘某到 A 企业单位参加工作，双方未签订劳动合同。刘某说明其于 2005 年 4 月 6 日至 2006 年 10 月 6 日期间受聘于 A 企业，担任药品营销经理职位，A 企业未与其签订书面的劳动合同。2006 年 10 月 6 日至 2007 年 10 月 6 日，刘某为 A 企业提供劳动力输入，因此加入该公司，成为股东。

据刘某陈述：

2005年4月6日~2005年4月15日，刘某负责指定药品的推广展销工作。

2005年5月~2006年9月，刘某晋升为该药品营销经理一职，全面负责该药品销售。

2006年10月，A企业推出新药品，刘某正式入股，成为A企业股东。

2007年9月，该新药品项目进入低迷僵持阶段，资金严重短缺，拖欠刘某工资近半年之久。于是，刘某向A企业其他股东提出支付其一部分经济补偿，但A企业的其他股东徐某、于某、唐某未予以支付。刘某不服，诉讼至法院，要求经济赔偿46300元。经法庭裁决，A企业支付刘某相应经济补偿，裁决予以认可。

 案例分析

虽然用人单位和劳动者未签订书面劳动合同，但他们之间仍然存在事实劳动关系。所谓事实劳动关系是一种通过口头合同而形成的劳动关系。我国《劳动法》规定：简历劳动关系应当订立劳动合同，劳动合同应当以书面形式订立。虽说事实劳动关系也受到法律保护，但毕竟不比劳动合同更严谨，一旦发生劳动争议也更容易解决。因此，作为劳动者，我们应当加强自我保护意识，最大限度地维护自身的合法权益，订立书面劳动合同。

阅读与思考

《劳动法》

《劳动合同法》

《社会保险法》

思考如何运用这些劳动法律法规保护自己？